최강의 해독법

20만 명 치료한 의사가 알려주는 최신 의학

최강의 해독법

마키타 젠지 지음 • 박유미 옮김

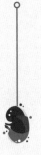

KOREA.COM

한창 일할 나이에 닥친 위기

젊었을 때는 문제가 없던 혈압이 점점 높아진다.

혈당 수치가 올라 당뇨병 후보군이라는 지적을 받았다.

다이어트를 하려고 생각하지만 몸무게는 계속 늘기만 한다.

한창 일해야 할 나이의 당신이지만, 건강검진을 받으면 이러한 문제뿐 아니라 콜레스테롤 수치, 요산 수치 이상 등 하나둘 지적 사항이 늘고 있지는 않은가? 그런데도 당신은 '뭐, 대단한 자각 증상이 있는 것도 아니니까'라고 생각하며 대처를 미루고 있을 것이다.

이러한 증상들은 암과 같은 질병과 달리 생명에 직결되지는 않는다. 그러면 당신의 건강은 지금과 같은 상태가 계속되어도 좋은 걸까? 절대 아니다.

일반적인 건강검진에서는 '신장(콩팥)'이 간과되기 쉽다. 그 결과 매년 4만 명이 인공투석이라는 매우 고통스러운 치료에 들어가고, 그중 연간 3만 명이 목숨을 잃는다.

신장이 나쁘면 심근경색, 뇌졸중, 암의 발병률이 높아지고 병의 진행 속도가 빨라져서 일찍 사망하는 것으로 나타났다. 고혈압이나 당뇨병, 비만 등이 있으면 신장이 점점 나빠진다는 것도 증명되었다. 현재 일본에는 '만성 신장병'에 걸려, 자기도 모르는 사이에 신장이 망가진 사람이 2,100만 명이나 된다. 그런데 많은 의사가 그 위험성을 모르고, 건강검진에서도 제대로 파악되지 않고 있다. 조기에 발견하지 못해 치료가 늦어지는 안타까운 상황이다(한국의 경우, 국민건강보험심사평가원의 〈2019 건강보험통계연보〉에 따르면 국내 만성신장병 환자는 2019년 기준 25만 명으로, 전년도 대비 10.1% 증가, 5년간 45.9% 증가했다—편집자주).

신장병은 아주 간단한 검사로 조기 발견만 하면 확실하게 치료할 수 있다. 조기에 발견되면 70세가 넘어서도 열심히 일하고, 취미나 놀이를 충분히 즐기며, 100세까지 여유롭게 살 수 있는 몸을 유지하게 될 것이다. 하지만 발견이 늦어지면 10년도 안 되어 병원에 다니는 것이 일과가 되고 일도 그만둘 수밖에 없는 상황에 몰리게 된다. 수명이 단축될 가능성도 크다.

선택해야 할 답은 분명하지만, 안타깝게도 대부분의 사람이 잘못된 길로 가고 있는 현상을 어떻게든 바로 잡고 싶어서 나는 이 책을 쓰게 되었다.

100세 시대를 맞게 되면서 '가능한 한 오래 일하고 싶다', '돈을 모아야지', '나이가 들수록 하체를 단련해야지', '치매에 걸리지 않아야 할 텐데'라고 생각하는 사람이 많을 것이다. 아무래도 많은 사람이 '현재의 연장선에서 무사히 100세가 될 것'이라고 생각하는 듯하다.

단언컨대 지금 이대로는 100세를 맞이할 수 없다. '신장의 기능이 제대로 유지될까'의 문제를 간과하고 있기 때문이다.

100세까지 살고자 한다면, 그러기 위해 중년 이후에도 일을 잘하고 싶다면 생각을 전환해야 한다.

당신은 지금까지 자신의 건강을 지키기 위해 다양한 건강법에 관심을 가져 왔고 때로는 실제로 시도해 보았을 것이다. 나는 그러한 노력들을 부정할 생각은 없다. 하지만 40대 이후에는 더욱 엄격한 시야를 가져야 한다.

건강 보조 식품을 먹고 스포츠클럽에 다니고 마사지를 받는 등의 '외부적 요소'보다 훨씬 중요한 요소가 있다. 자신의 체내에서 생성된 유독 물질을 체외로 배출하는 기능이 어느 정도 작동하고 있는지 살펴보는 것이다. 더하기보다 빼기를 생각할 필요가 있다.

우리 몸은 정밀한 기계처럼 잘 만들어져 있고 각각의 부품들이 끊임없이 정확하게 작동함으로써 건강을 유지한다. 마치 유능한 AI가 감독하는 공장과 같다. 우리 몸에서는 여러 가지가 새롭게 만들어지는 동시에 불필요한 노폐물도 생성된다. 이 노폐물이 잘 배출되지 않으면 몸이 손상되어 결국 죽음에 이르게 된다.

'노폐물 배출'이라고 하면 대변과 땀을 시원하게 내보내는 것으로 충분하다고 생각하는 사람이 많지만, 전혀 다른 문제다. 체내에 축적된 독소와 노폐물의 배출은 몸속 정밀 기계 중에서도 특히 섬세하고 복잡한 부품인 신장(콩팥)이 담당한다. 신장은 몸에서 나쁜 물질을 걸러내 소변을 통해 몸 밖으로 내보내고 있으며, 이 작용으로 모든 사람은 생명을 유지하게 된다.

신장이 우리 몸에서 이렇게 중요한 기능을 담당하고 있는데, 한창 일할 세대에게서 신장 기능의 이상이 급증하고 있다.

신장에는 노폐물과 독소를 걸러내기 위한 중요한 막이 있다.

그 막은 예를 들어 커피를 내릴 때 쓰는 종이 필터나 에어컨 내부의 필터 같은 역할을 한다. 종이 필터가 찢어져 있으면 커피 찌꺼기가 새어 나온다. 에어컨 필터가 관리되지 않고 막혀 있거나 너덜너덜해져 있으면 방 안에 곰팡이와 악취, 더러운 공기가 돌아다닌다.

당신의 신장에 문제가 있으면, 이와 유사한 일이 당신의 체내에서 일어나 온몸에 노폐물과 독소가 만연하게 된다. 하지만 신장은 망가지고 있어도 삐걱거리는 소리조차 나지 않기 때문에 정작 본인은 인식하지 못한다. 자각했을 때는 이미 회복 불가능한 상태인 경우가 많다.

만약 당신이 '일할 수 있는 정년까지만 살면 돼'라고 말한다면, 지금 상태로도 그럭저럭 간신히 버틸 수 있을 것이다. 하지만 '인생 100년'을 내다보고 인생의 후반기를 충실하게 살겠다는 목표가 있다면, 반드시 신장의 해독 기능을 조금이라도 높게 유지해야 한다.

그런데 평소에는 침묵하고 있는 신장이기에, 문제를 어떻게 일찍 알아차리고 관리하는가가 현대인의 건강 관리에서 최우선할 과제다.

이 책은 40년간 의료 현장에서 일하면서 그중 35년간 신장병 연구와 치료를 이어 온 내가, 한창 일할 세대들이 조금이라도 빨리 알고 실행해야 할 과제에 대해 쓴 기록이다. 전문적인 내용도 있어서 모든 것을 완벽하게 이해할 필요는 없다. 하지만 읽고 나면 당신이 '이 정보를 알게 되어 다행이다'라고 진심으로 느끼리라고 확신한다. 평소에 건강에 유의하며 일과 생활을 소중히 여기는 성실한 사람들이 '아무런 증상이 없다'는 이유만으로 신장을 망가뜨려 억울한 상황을 맞는 사태를 어떻게든 피하길 바란다.

그런 나의 생각을 담은 이 책이 당신의 건강에 대한 의식 수
준을 지금보다 한 단계 높이 끌어올릴 수 있기를 진심으로 바
란다.

- 마키타 젠지

차례

CHAP 3. 100세까지 활동할 수 있는지 여부는 신장의 해독 기능이 좌우한다   ⋯53

CHAP 4. '해독할 수 없는 몸'이 되는 이유 　…97

CHAP 6. 조기 발견과 최적의 치료로 반드시 낫는다   ···191

몸에 나타난 이상 신호,
해독 능력이
떨어졌다는 신호다

CHAPTER 1

'혈압을 걱정'하는 사람의
혈압보다 심각한 문제

　다음은 한 사람의 실제 사례다. 보험 관련 유명 기업에 근무하는 남성 A씨는 46세로 한창의 나이다. 동기 중에는 벌써 구조 조정을 당한 경우도 있지만, A씨는 임원으로 승진한다는 소문이 나돌 정도로 유능했다. 하지만 대학생인 자녀가 둘이 있고 주택 담보 대출도 많이 남은 형편이다. 앞으로 얼마나 오랫동안 건강한 몸으로 자신이 원하는 일을 할 것인지가 A씨의 최대 고민이다.

　현재 A씨가 걱정하는 것은 '혈압'이다. 젊은 시절에 비해 배가 조금 나오기는 했지만, 아직 비만이라고 할 정도는 아니라고 스스로 생각했다. 다만 매년 혈압이 조금씩 높아지고 있어서 건강검진을 받을 때마다 지적을 받는다.

아내도 "일단 병원에 가서 제대로 검진을 받아 봐요. 그러다가 뇌혈관이 터지기라도 하면 큰일이에요"라며 겁을 준다. 하지만 A씨로서는 아무래도 마음이 내키지 않는다. "혈압약은 한 번먹기 시작하면 평생 먹어야 한다"라거나 "혈압약은 종류에 따라 고기류와 함께 먹으면 심한 저혈압을 유발하는 경우도 있다, 복용 방법이 너무 까다롭다"라는 동료들의 말을 들은 적이 있기 때문이다.

A씨는 가끔 집에서 혈압을 측정하기도 하는데 대체로 최고 (수축기) 혈압이 145 전후, 최저(이완기) 혈압이 90 전후로 1단계 고혈압(140/90~159/99)에 해당하므로 심각한 상태는 아니라고 판단했다. 특별히 힘든 증상이 나타나지도 않아서 혈압약 복용을 피하고 싶었다.

실제로 한창 일할 세대에서는 A씨 정도의 혈압을 가진 사람이 많은데, 대부분이 그와 마찬가지로 '미적지근한 태도'를 취한다. 자신의 혈압에 대해 내심 걱정하면서도 "괜찮아"라며 짐짓 대범한 듯 행동한다. 또 그들은 '혈압은 내리지 않는 것이 좋다'라고 주장하는 수상한 책이나 기사를 읽고는 자신에게 유리한 해석을 하며 안심하는 경우도 많다.

물론 그런 마음을 이해하지 못하는 것도 아니다. 나도 혈압 강하제를 복용하며 혈압을 조절하고 있는데, 만약 의사가 아니었다면 약을 정말 먹기 싫다고만 생각했을 것이다. 하지만 신장에 대해 제대로 알게 되면 이런 생각이 얼마나 위험한지 알 수 있다. A씨는 초기 단계로 부약 치료를 받아야 하는 상황이다. A씨의 아내가 걱정하는 것처럼 '뇌혈관이 터질 수 있어서'가 아니다. 145 정도의 혈압으로는 뇌혈관이 그렇게 쉽게 터지지 않는다. 아직 40대인 A씨가 뇌혈관이 쉽게 터질까 봐 걱정하거나, 약은 되도록 안 먹었으면 좋겠다는 생각 등에 갇혀 있을 때가 아니다.

혈압이 높으면, 그것이 '고혈압 전단계'로 분류되는 수준이어도 자신도 모르는 사이에 해독의 중심 기관인 신장이 서서히 나빠진다. 그리고 알아차렸을 때는 이미 돌이킬 수 없는 상태가 되어 있다. 바로 이것이 큰 문제다.

'약간 비정상적인 수치'가 말해 주는
'상당히 심각한 문제'

혈압의 문제만이 아니라, 40대가 되면서부터 는 일반적으로 건강검진 결과에서 비정상적인 수치가 많아지 기 시작한다.

혈당치 높음

콜레스테롤 수치 높음

요산 수치 높음

체질량 지수BMI 높음

물론 모든 검사에서 다 정상으로 나오는 사람도 있을 것이다. 그런데 상당히 비정상적인 수치를 보인다면 귀찮아도 치료를 받겠지만, 어중간하게 '높은 편'으로 나오면 "뭐, 괜찮네"라며 방치하기 쉽다. 바로 이런 태도가 당신의 해독 능력을 확실하게 떨어뜨리고, 결국 섬세하고 복잡한 장기인 신장을 망가뜨리게 되는 것이다.

감기에 걸리거나 배탈이 나면 병원에서 치료받지 않아도 타고난 면역력으로 치료할 수 있다. 하지만 신장은 안정을 취한다고 해서 자연스럽게 좋아지지 않는다. 방치하면 급속도로 악화되어 '해독 능력 제로'라는 지경에 이르게 된다. 안타깝게도 그런 상태가 되기까지 본인은 물론 의사조차 눈치채지 못하는 경우가 많다. 알아차렸을 때에는 이미 적기를 놓쳐서 100세까지 사는 건 고사하고 '정년 후에도 가능한 한 오래 일하고 싶다'는 소원도 이루기 어려워진다.

왜 그런 상황까지 가게 되는 걸까? 자세한 내용은 뒤에서 언급하겠지만, '최악의 사태'를 피하기 위해 지금의 당신이 할 수 있는 일, 해야 하는 일이 있다.

① '정상을 살짝 넘은 수치'를 방치하지 않는다.
② '컨디션이 약간 좋지 않은 상태'(나른함, 메스꺼움, 불면증, 초

조감, 두통, 집중력과 사고력 저하, 구취 등)를 가볍게 생각하지 않는다.

'혹시 해독력이 떨어진 것은 아닐까?'

'이런 증상이 신장과 관련이 있지 않을까?'

몸에 이상 상태가 나타나면 이렇게 생각하고 즉시 의사에게 진료를 받아야 한다. 이런 태도는 당신의 10년 후를 위해 상당히 중요한 의미가 있다.

20만 명을 진찰한 뒤 알게 된
건강을 빼앗는 '의학적으로 심각한 문제'

　　나는 대학병원에서 근무하던 시절부터 클리닉을 개설한 오늘에 이르기까지 40년에 걸쳐 총 20만 명이 넘는 환자를 진찰해 왔다. 환자들의 배경이 각각 다르다 보니, 의사로서 다양한 인생을 접할 수 있었다.

　　그간의 진찰 경험을 통해 인간에게 가장 중요한 것은 두 가지라고 생각하게 되었다.

　　병으로 죽지 않을 것.

　　치매에 걸리지 않을 것.

　　이 두 가지를 해결한다면 나이가 들어 약간의 지병이 생긴다

해도 나름대로 만족스러운 시간을 보낼 수 있다.

"병으로 죽지는 않겠다, 치매에 걸리지 않겠다"라는 것은 나의 소망이기도 하다. 독자들도 마찬가지가 아닐까? 일도 돈도 분명히 중요하다. 당신이 한창 일할 나이라면 사회적 경쟁에서 지고 싶지 않을 테고, 돈을 버는 일에서도 최대한 욕심을 가질 것이다. 가족도 중요하다. 어쩌면 독자 중에는 멋진 사랑에 푹 빠져 있는 사람도 있을 것이다. 그런 시기에는 '이 사람과 함께 보내는 시간이 그 무엇보다 소중하다'고 느낄 것이다. 하지만 이 또한 치매에 걸리지 않아야 가능한 일이다.

생명을 부여받은 우리가 가장 중요하게 생각해야 할 일은 병으로 죽거나 치매에 걸리지 않도록 노력하는 것이라고 나는 생각한다.

"맞아요. 그래서 저도 평소에 음식도 신경 쓰고 운동도 하고 있죠. 하지만 나이가 들면서 여러 가지로 건강 상태가 안 좋게 나타나는 걸요!"

이런 탄식이 들리는 듯하다.

나는 지금까지 건강을 유지하기 위한 식사법과 관련하여, 일본에서 약 100만 부가 판매되고 한국에서도 번역 출간된《식사가 잘못됐습니다》(더난출판사, 2018)를 비롯해 많은 저서를 집필해 왔다. 건강 관련 도서 덕분에 많은 사람의 건강 의식이 확실하게 높아지고 있다는 것을 피부로 느끼고 있다.

반면에 사람들의 이러한 노력을 물거품으로 만들어 버릴 '의학적으로 심각한 문제'가 조용히, 그러나 꾸준히 진행되고 있다. 해독 능력을 현저하게 저하시키는 '만성 신장병Chronic Kidney Disease, CKD'이 외관상 건강해 보이는 사람들에게도 침투하고 있는 것이다.

'피로가 쌓이는' 만성 피로는
몸에서 보내는 긴급 경보

신장 질환은 초기에는 특별한 증상이 나타나지 않는다. 고혈압과 마찬가지로 '침묵의 살인자'라고 불리는 이유다.

2020년 7월부터 일본신장재단의 건강 계몽 광고가 TV에서 방영되기 시작했다. 현재 만성 신장병이 얼마나 증가하고 있는지 경종을 울리는 내용이다. 그런데 과연 광고의 메시지를 알아차리거나 자신에게 일어날 수 있는 일이라고 생각하는 사람이 얼마나 될까?

"신장병이요? 의학적으로 심각한 문제가 있다거나 만성 신장병이라는 진단을 받아도 우리가 뭘 어쩌겠어요. 의료진에게 맡기는 수밖에 없죠."

맞는 말이지만 의료인들에게만 맡길 수 없는 문제이기에 내가 이 글을 쓰고 있는 것이다.

신장은 우리가 일상에서 건강을 유지하기 위해 반드시 필요한 '해독' 작업을 잠시도 쉬지 않고 수행하는 장기다. 해독이란 몸속의 독소를 빼내 '정화'시키는 작업을 말한다.

코로나 사태로 환기의 중요성이 강조되고 있는데, 신장도 마찬가지다. 우리는 몸속의 노폐물을 축적시키지 말고 밖으로 내보내 신선한 것으로 교체해야 한다. 노폐물은 신장의 막을 통과함으로써 제거된다. 말하자면 우리 몸이 매일 건강하게 목숨을 이어갈 수 있는 것은 신장 덕분이다. 이토록 중요한 신장에 다음과 같은 긴급 사태가 발생하고 있다는 것을 먼저 알아두자.

'침묵의 장기'로 불리는 신장은 웬만해서는 비명을 지르지 않는다. 신장이 비명을 지른다면 이미 손쓸 수 없는 상태로, '해독과 정화'가 불가능한 몸이 된 것이다. '해독과 정화'를 할 수 없으면 온몸에 독소가 퍼져 죽는다.

너무 늦기 전에 확실한 검사와 치료를 받으면 분명히 살아날 수 있다. 안타깝게도 신장에 대해 제대로 알고 있는 의료진이 턱없이 부족하다. 따라서 실제로는 치료할 시기를 놓쳐 '해독과 정화'를 할 수 없는 경우가 많다.

현재 일본인 성인 5명 중 1명은 만성 신장 질환을 앓고 있다 (2019년 대한신장학회 소식지 〈KSN NEWS 11호〉에 따르면, 국내 성인 9명 중 1명은 만성 신장병이다 — 편집자주). 다만 신장은 침묵의 장기이므로 대부분의 사람이 자각하지 못해 방치되는 경우가 많다.

이 글을 읽는 당신도 이미 만성 신장병일 가능성이 충분히 있다. 그로 인해서 나른함이나 초조함, 불면증 등 여러 가지로 건강 상태가 좋지 않은데도 '피로가 쌓여서'라고 그릇된 판단을 하고 있을지도 모른다.

물론 당신의 신장은 건강할 수도 있다. 그렇다면 더욱 진지하게 자신의 생활을 돌이켜 보아야 한다. 평소 다양하게 나타나는 몸의 이상 상태를 가볍게 여기지 말고 제대로 관리해 나가려는 태도가 당신의 신장 상태, 나아가 수명을 결정짓는다.

심근경색, 뇌졸중, 암을 유발하는
'만성 신장병'

신장병(콩팥병)에는 '만성 신장병'과 '급성 신장병'이 있는데 이 책에서는 전자에 대해서만 언급한다. 특수한 원인으로 빠르게 증상이 진행되는 급성 신장병은 원인을 제거하면 쉽게 치료된다. 하지만 증상이 없다가 상당 기간 진행된 후에야 자각 증상이 나타나는 만성 신장병이 더 큰 문제다. 증상이 나타난 후에는 이미 치료 시기를 놓쳤기 때문이다.

만성 신장병은 당뇨병의 합병증, 고혈압 등 원인에 따라 명칭에 미세한 차이가 있다. 하지만 치료법이나 현안 사항은 같으므로 '만성 신장병'으로 통합해서 부르는 것이 세계 기준이다. 이 책에서도 이 기준을 준수하면서 설명을 이어가고자 한다.

만성 신장병은 생각보다 훨씬 더 무서운 질병이다. 이 병이 진행되면 앞에서 설명한 해독과 정화 기능이 불가능해져 결국 목숨을 잃거나, 삶의 질을 현저하게 떨어뜨리는 '인공투석'을 받아야 하기 때문이다. 인공투석이란 혈액을 인공적으로 체외로 순환시켜 혈액 속에 과다하게 쌓인 수분과 노폐물을 제거하고 맑게 정화시킨 다음 다시 몸속에 집어넣는 것을 말한다.

만성 신장병이 무서운 또다른 이유는 심근경색과 뇌졸중, 암 등을 유발하고 그 진행 속도를 급격히 악화시켜 결국 죽음에 이르게 하는 요인이 되기 때문이다. 원래 이런 질병에 대해서는 국가가 직접 검사하고 관리하는 의료 체제를 정비해야 하는데 솔직히 말하면 '이미 늦은' 상태다.

현재 일본의 경우 신장내과 전문의가 겨우 5,600명에 불과하다. 반면에 환자 수는 급증하고 있다. 일본의 만성 신장병 환자는 2011년에 1,330만 명으로 보고되었는데, 2020년에 이르러 세계적인 의학 저널 《란셋 *THE LANCET*》을 통해 2,100만 명으로 새롭게 보고되었다. 약 10년 만에 환자 수가 770만 명이나 증가한 것이다(Lancet, 2020;395:709-733).

안타깝게도 의사 대부분은 이 사실을 전혀 알지 못한다. 하물며 일반인들이 알 리가 없다. 결과적으로 자신이 만성 신장병에 걸렸다는 것을 인식하지 못한 채 방치하고, 그 결과 매년 4만 명이 인공투석을 받아야 할 처지가 되는 것이다. 누구든 나와 상관없는 일이라고 결코 말할 수 없다.

급속히 늘어나는 환자에 대응하지 못하는 것은 일본에만 국한된 이야기가 아니다. 최근 전 세계적으로 만성 신장병 환자의 증가가 큰 문제가 되고 있다. 이런 상황에서 의료 체제가 정비되기를 '그저 기다리기만' 하는 것은 현명하지 못한 일이다. 정말 자신의 건강을 지키고 싶다면 반드시 직접 부딪쳐서 해결해야 한다. 그 방법을 이 책에서 밝히려고 한다.

그런데 그 방법이란 것이 정말 간단하다. 뒤에서 언급하겠지만 '어떤 검사'를 실시해서 조기에 발견하고 너무 늦기 전에 치료를 시작하는 것이다. 이렇게만 해도 신장병은 틀림없이 치료될 것이며, 투석받는 일은 결코 없을 것이다.

당뇨병 전문의인 내가
누구보다 '신장병'에 밝은 이유

나는 당뇨병 전문의지만 당뇨병만 진료하는 것은 아니다. 내 환자가 '병으로 죽지 않고, 치매에 걸리지 않기' 위해 여러 측면에서 연구하고 있다.

당뇨병 치료에 있어서 혈당 수치의 통제보다 훨씬 중요하게 여기는 것이 합병증인 '당뇨병성 신증' 예방이다. 나는 '내 환자에게 투석만은 받지 않게 한다'라는 나름의 신조를 가지고 있다. 그래서 나는 신장내과 전문의는 아니지만, 신장에 대해 훤하게 알고 있다.

나는 홋카이도대학교 의학부를 졸업하고, 그 당시에는 아직 환자가 적었던 당뇨병을 전문으로 연구하는 길을 선택했다. 그

때부터 '당뇨병에서 중요한 것은 합병증인 당뇨병성 신증이며, 그것을 치료할 수 있으면 문제는 해결된다'라고 생각했다. 특히 신장병을 발병 및 악화시키는 '최종당화산물(Advanced Glycation Endproducts, AGEs: 식품 속 당분과 단백질이 열에 의해 화학 반응을 일으키며 만들어내는 물질로, 주로 단백질 식품을 굽거나 튀기는 등 고온에서 조리할 때 발생한다)'이라는 노화 촉진 물질에 관심을 가지고 미국 록펠러대학교 등에서 5년간 연구에 몰두했다.

연구하는 동안 절대로 불가능하다고 여겨지던 혈중 AGE 값을 측정하는 데 세계 최초로 성공을 거두었다. 이 연구 내용과 관련하여《뉴잉글랜드 저널 오브 메디슨 *The New England Journal of Medicine*》,《란셋》,《사이언스 *SCIENCE*》등의 저명한 의학 잡지에 제1저자로 논문을 게재해 왔다.

이후, 40년간 당뇨병 전문의로서의 세월을 대부분 신장과 AGE 연구에 바쳐 왔다고 해도 과언이 아니다.

그런 내가 최근 몇 년간 '당뇨병 합병증 외에도 만성 신장병의 급증'으로 심각한 위기감을 느끼고 있다. 드디어 100세 시대를 맞게 될 것이라고 기대하고 있지만, 지금의 상황이라면 많은 사람에게 100세 시대는 꿈으로 끝날 수도 있는 이야기다.

사망률이 4배 이상 상승,
만성 신장병은 감춰진 주요 사망 원인

일본 후생노동성의 2019년 발표에 따르면 현재 일본인의 사망 원인 1위는 암, 2위는 심장 질환이다. 3위 노환, 4위 뇌혈관 질환, 5위 폐렴, 6위 오연성 폐렴, 7위 불의의 사고에 이어 신부전이 8위에 해당된다. 신부전이란 신장이 제 기능을 하지 못하는 상태를 말한다. 사망 원인 8위라는 사실을 당신은 어떻게 받아들이고 있는가? '신장이 의외로 중요한 기관에 속하는구나'라고 생각할지, '8위라면 별로 심각한 것도 아니잖아'라고 생각할지는 사람마다 다를 것이다.

그러나 만성 신장병은 숫자가 나타내는 것보다 질적으로 훨씬 나쁘다. 앞에서 언급했듯이 만성 신장병이 있으면 심근경색, 뇌졸중, 암 등 다양한 질병에 걸리기 쉽고 질병의 진행 속도를

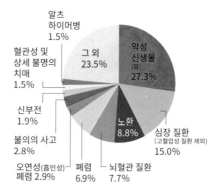

■ 사망 원인 8위인 신부전(일본의 경우)

- 알츠하이머병 1.5%
- 혈관성 및 상세 불명의 치매 1.5%
- 그 외 23.5%
- 악성 신생물(암) 27.3%
- 신부전 1.9%
- 불의의 사고 2.8%
- 오연성(흡인성) 폐렴 2.9%
- 폐렴 6.9%
- 뇌혈관 질환 7.7%
- 노환 8.8%
- 심장 질환(고혈압성 질환 제외) 15.0%

출처: 후생노동성, <2019년 인구동태통계(확정수)의 개황>
(*편집자주: 한국인의 사망 원인 1위는 악성신생물(암), 2위는 심장 질환, 3위는 폐렴, 4위는 뇌혈관 질환, 5위는 고의적 자해(자살), 6위는 당뇨병(내분비, 영양 및 대사 질환), 7위는 알츠하이머병, 8위는 간 질환, 9위는 만성하기도 질환, 10위는 고혈압성 질환이다. 통계청, <2019년 사망원인통계 결과> 참조)

급격히 악화시킨다. 즉, 만성 신장병이 있는 사람은 신부전으로 사망하기 전에 심근경색이나 뇌졸중, 암 등 다른 합병증에 걸려 그 병의 진행으로 사망할 가능성이 높다. 따라서 단순히 표면에 드러난 숫자만으로는 그 심각성을 판단할 수 없다.

실제로 만성 신장병에 걸리면 사망률이 평균 4배 상승한다고 한다. 이 사망률은 만성 신장병이 중증이 될수록 높아져서

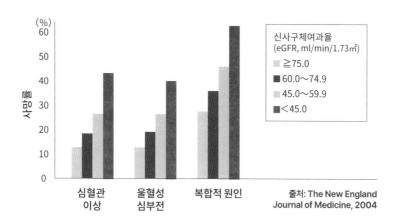

■ 만성 신장병에 걸리면 사망률 4배 증가

신사구체여과율
(eGFR, ml/min/1.73㎡)
≧75.0
60.0~74.9
45.0~59.9
＜45.0

출처: The New England
Journal of Medicine, 2004

최대 5.9배까지 올라간다. 즉, 만성 신장병은 치료법이 밝혀진 암보다 오히려 무서운 병이라고 할 수 있다.

또 만성 신장병에 걸리면 감염 위험성이 높아져서, 감염증으로 인해 사망하거나 중증화될 가능성이 상당히 높다. 신종 코로나 바이러스의 대유행으로 전 세계가 흔들리고 있다. 그런데 감염되어도 전혀 증상이 없거나 아주 가벼운 증상으로 끝나는 사람이 있는 반면, 순식간에 사망하는 경우도 있다.

사망의 위험 요소로 '고령'과 '지병(기저질환)'이 지적되는데,

지병 중 가장 심각한 것은 만성 신장병이다. 고혈압이나 당뇨병처럼 자신의 병을 자각하지 못해 환자의 병명 신고가 실제보다 적을 수도 있지만, 만성 신장병을 앓다가 이것이 중증화되어 목숨을 잃은 사람이 많다.

특히 만성 신장병으로 투석 중인 사람이 신종 코로나 바이러스 감염으로 인해 사망할 확률은 일반인보다 무려 6배나 높다고 보고되었다(제63회 일본신장학회 총회 특별심포지엄). 또 최근 조사에서는 투석받고 있는 환자의 신종 코로나 바이러스로 인한 사망률은 14.2%로, 일반인 1.9%에 비해 7배가 넘는 높은 비율인 것으로 밝혀졌다(일본투석의학회, 〈신종 코로나 바이러스 감염증에 대한 투석 시설의 대응 관련 제5보〉, 2020.10.8.).

당뇨병의 지병 유무와 관련하여 살펴보면 코로나 바이러스 감염자 중 당뇨병이 없는 사람의 사망률이 2.7%인데, 당뇨병이 있는 사람의 사망률은 7.8%로 크게 증가한다. 그중에서도 당뇨병을 거의 통제하지 못한 경우에는 사망률이 11.0%까지 치솟는다(Cell Metabolism, 2020;31:1068-1077). 당뇨병 환자는 합병증으로 신장이 나빠지기 쉬우므로, 각종 감염증에 대비하여 평소에 혈당치를 조절해 나갈 필요가 있다.

신종 코로나 바이러스 유행이 수습된 후에도 새로운 병원체는 분명히 다시 등장할 것이다. 그럴 때마다 우리는 감염증과의 싸움에서 이겨야 한다. 하지만 만성 신장병이 있다면 그것만으로도 아주 불리한 싸움을 할 수밖에 없다. 부디 이 사실을 기억하기 바란다.

'신장 기능이 조금 떨어졌다'는 말은
2년 이내에 인공투석 받을
위험이 있다는 뜻

사람들이 가장 걸리지 않기를 바라는 병이 뭘까? 아마 암일 것이다.

암이 무서운 이유는 발견했을 때는 이미 치료 적기를 놓쳐서 목숨을 잃는 경우가 대부분이기 때문이다. 그래서 '조기 발견이 중요하다'고 알려졌지만 문제는 일반 건강검진으로는 좀처럼 발견되지 않는다는 점이다. 정기적으로 건강검진을 받는 사람도 암으로 사망하는 경우가 끊이지 않는다. 그래서 무서운 병이다.

반면에 만성 신장병에 대해서는 아직 시간적으로 '여유롭다'고 생각하는 사람이 많은 듯하다. 어쩌면 '만성'이라는 단어가 그다지 큰 충격을 주지 않기 때문일 것이다. 하지만 그런 생각으로 사태는 더욱 심각해진다. 만성 신장병이라는 진단을 받았다면 암과 마찬가지로 일단 두려워하는 마음가짐이 필요하다.

예를 들어 폐에 어느 날 암세포가 발생했다고 하자. 암세포가 세포분열을 시작하면 1개의 세포가 2개로, 이것이 다시 4개로 되면서 분열을 반복해 나간다. 분열 속도가 매우 느리기 때문에 폐의 CT 검사에서 발견할 수 있는 크기로 성장하려면 20년 정도 걸린다. 그 근거로 일본국립암연구센터의 조사에 따르면 무려 10~19년 전에 담배를 끊은 사람에게도 높은 비율로 폐암이 발생한다는 것이 확인되었다(International Journal of Cancer, 2002;99:245-251). 이미 암세포 자체는 분열을 시작했지만 발견되지 않는 기간이 최장 20년이나 된다는 뜻이다.

다만, 폐암은 조기 발견될 경우 완치를 기대할 수 있는데 폐의 CT 검사를 매년 받을 경우 '목숨을 구할 수 있는 크기' 상태에서 발견할 수 있다. 생명에 큰 지장이 없다고 보는 폐암의 크기는 지름 1.5cm 이하다. 이 크기라면 림프절로 전이되지는 않는다.

한편 건강검진에서 실시하는 불명확한 뢴트겐 검사(X선 검사)만 믿고 있으면 '목숨을 살릴 수 없는' 사태를 맞게 된다. 왜냐하면 그때까지 천천히 성장하고 있던 암세포도 1.5cm가 된 이후부터는 1년 만에 급속도로 성장해서 림프절 등으로 전이되기 시작한다. 이렇게 되면 이미 '시기를 놓쳐 버린' 상태다.

요컨대 우리가 암을 '고칠 수 있는 조기'에 발견할 기회는 제한되어 있으며 그 시기를 놓치지 않는 것이 무엇보다 중요하다.

만성 신장병도 마찬가지다. 일반적인 건강검진에서 "당신은 신장 기능이 조금 떨어져 있군요"라는 지적을 받았다면 사실은 '조금'이 아니라 '심각하게' 진행되고 있는 경우가 대부분이다. 구체적으로는 2년 이내에 투석받게 될 가능성이 높다고 생각해도 된다.

눈부시게 성장하는 의료 세계에서 이런 일이 일어나는 것은, 신장병의 예방과 치료에 관한 분야가 가장 뒤처져 있기 때문이다. 마치 그곳만 뻥 뚫린 상황이다. 그러나 그런 사실을 대부분의 사람은 알지 못하며 의사조차도 이해하지 못하는 것이 현실이다. 그런 의미에서 보면 사람들의 인식이 깊어지고 있는 암보다 만성 신장병은 더 무서운 병일지도 모른다.

따라서 만성 신장병으로 진행될 수 있는 평소의 건강 이상 상태를 '흔히 있는 일'이라고 간과하지 말고, 100세까지 건강하게 살아갈 수 있는 몸을 만들어야겠다는 의식을 가져야 한다.

해독 능력을
떨어뜨리는
열세 가지 착각

CHAPTER 2

당신의 '건강 상식'은
대부분 틀렸다

　　본론으로 들어가기 전에 먼저 당신의 '잘못
된 상식'을 바로잡는 것부터 시작하자.

　열세 가지 '착각'을 살펴볼 것인데, 일반적으로 빠지기 쉬운
착각을 '×', 바꿔야 할 새로운 인식을 'O'로 표시했다.

　'왜?' '어째서?' 이렇게 느끼는 항목도 있을 것이다. 그래도 일
단 그대로 받아들여 주기 바란다.

　어째서 그런 생각이 잘못되었는지 이 책을 읽으면서 이해할
수 있을 것이다. 앞으로 어떻게 해야 할지 '의학적으로 올바른
방법'을 4장 이후에 설명하겠다.

착각1
'몸에 좋은 음식'을 섭취하고 있으니 괜찮아

 건강은 우리가 먹는 것에 따라 결정된다. 그래서 식
사에 신경을 쓰고 영양소의 균형을 맞춰야 하며 먹는
시간과 양에도 주의하면 건강해진다.

 그것만으로는 건강을 지킬 수 없다. 식사하면 몸속에
서 유해 물질이 발생하는데, 이것을 제대로 '처리'하
는 것이 무척 중요하다. '음식을 넣어 주는 것' 이상으
로 '먹은 것을 내보내는 능력'이 중요하다.

착각2
현재 건강하고 아무런 문제가 없으니 괜찮아

 원래 건강에는 자신이 있다. 직장에서는 야근이나 회
식도 쉽게 해낼 수 있고, 가정에도 충실하고 노는 것
도 잘한다. 이대로 정년까지 쭉 달릴 생각이다.

 이런 사람이 제일 곤란하다. 자신의 해독 능력이 점점
떨어지고 있음을 간과해서 자신감에 차 있다. 건강에
문제가 있음을 알아차렸을 때는 해독 능력이 제로가

되었을 수 있으므로 무서운 일이다.

착각3
몸 상태가 좀 안 좋기는 해도 심하지 않아서 괜찮아

 컨디션에 민감해서 몸 상태가 조금만 안 좋아져도 알 아차릴 수 있다. 내 몸이 어떤 상태인지 스스로 잘 알 고 있어서 일일이 예민하지 않으려 한다.

 몸 상태가 약간 안 좋다는 것에 신장의 큰 문제가 숨 어 있다. 당신의 해독 능력이 저하되어 나타나는 증상 일지도 모른다. 이를 '늘 있는 일'이라고 넘기다 보면 심각한 문제가 된다.

착각4
평소 미용에 신경을 쓰고 과일과 채소를 충분히
섭취해서 괜찮아

 나는 원래 미용에 신경을 많이 쓴다. 미용을 생각해서 평소에 비타민이 듬뿍 들어 있는 과일과 채소를 많이 먹는다.

미용을 위해서는 AGE(최종당화산물)라는 악성 물질을 피하는 것이 가장 중요하다. 과일에는 과당이라는 당질이 들어 있어 살찌기 쉬울 뿐만 아니라 AGE를 대량으로 만드는 원인이 된다. 채소의 경우에도, 감자를 비롯한 뿌리채소에는 당질이 많아 살찌는 원인이 되며 체내에 AGE를 증가시킨다.

착각5
배변이 확실하니까 독소 배출이 잘 되어서 괜찮아

 배변이 좋아지도록 노력하는 덕분에 매일 쾌변을 한다. 노폐물과 독소를 변기에 시원하게 흘려보낸다.

유독 물질은 대변 속에 거의 포함되어 있지 않다. 변비가 있으면 독소는 쌓이지만, 그것도 결국은 혈액 속을 돌아서 소변으로 배설된다. 그래서 신장이 중요하다. 대변에만 신경 쓰면 중요한 것을 놓친다.

착각6
술이나 담배를 안 하고, 건강보조식품으로 건강을

관리하고 있어서 괜찮아

 나는 담배를 전혀 피우지 않는다. 술도 안 마신다. 식사 이외에는 건강보조식품만 먹고 있다.

 담배를 피우지 않는 것은 대찬성이다. 담배에 들어 있는 니코틴을 신장이 해독해야 하기 때문이다. 하지만 건강보조식품을 섭취해도 해독 작용이 필요하고 이는 신장에 부담이 된다. 그중에는 신장의 기능을 악화시키는 것도 있으므로 가끔 신장 검사를 하는 것이 좋다.

착각7

여러 가지 디톡스를 시도하고 있어서 괜찮아

 몸에서 독소를 내보내는 '디톡스'가 취미다. 단식, 허브, 이온 족욕, 커피 관장 등 다양하게 시도하고 싶다!

 그 어떤 디톡스도 해독에는 도움이 되지 않는다. 원래 의학 분야에서는 '디톡스'라는 단어를 사용하지 않는다. 의학적으로 효과가 확인된 것은 없으며 '기업의 상술'에 쓸데없는 돈을 쓰고 있을 뿐이므로 빨리 정신을 차려야 한다.

착각8
일상에서 운동 습관을 유지하고 있으니 괜찮아

 건강한 몸을 유지하기 위해 운동을 거르지 않는다. 거의 매일 집 주위를 달리고 있으며 마라톤을 완주하는 것이 목표다.

○ 마라톤이나 조깅은 노화를 촉진시키는 활성 산소를 많이 만들기 때문에 좋지 않다는 의견도 있어, 정말 장수에 도움이 되는지는 아직 확인되지 않았다. 최근에는 식후에 수시로 가벼운 체조와 스쿼트 등의 근육 트레이닝을 하면 혈당치도 안정되고 비만을 방지하며 알츠하이머병도 예방하는 것으로 알려져 있다.

착각9
스포츠클럽에 다니면서 근육 트레이닝을 하고
단백질 보충제를 섭취하니까 괜찮아

 스포츠클럽에 다니며 몸을 단련하고 있다. 조금이라도 더 효율적으로 근육을 만들기 위해 단백질 보충제를 섭취하고 있다.

간과할 수 없는 수준의 오류다. 단백질 보충제에 대한 근거 없는 믿음 때문에 많은 사람이 자신도 모르는 사이에 신장을 해치고 해독 능력을 망가뜨려 결국 목숨을 단축시키고 있다. 단백질 보충제의 원재료가 달걀이나 우유라고 해도 마찬가지다. 단백질을 너무 많이 섭취하면 신장을 망친다.

착각10
회사의 건강검진에서도, 종합 건강검진에서도
'이상 없음'으로 나왔으니까 괜찮아

 회사의 건강검진만으로는 걱정이 되어 종합 정밀 건강검진도 받고 있다. 종합 정밀 건강검진에서 '이상 없음'이라는 말을 들었기에 비로소 안심할 수 있다.

 종합 정밀 건강검진에서도 암을 조기에 발견하기는 어렵다. 더구나 신장에 대해서는 완전히 누락되어 있기 때문에 '이상 없음'으로 판명되었다고 해서 안심하는 것은 위험하다.

착각11
오래된 주치의가 있어서 괜찮아

 인근 병원의 의사 외에 큰 병원에도 주치의가 있다. 건강 상태에 따라 각 의사에게 진료를 받고 있으며 의사와의 신뢰 관계는 확실하다.

 환자가 급격하게 증가하는 데 반해서 신장내과 전문의는 턱없이 부족한 상태다. 일반 내과의사는 신장병이 전문 영역이 아니므로 잘 알지 못한다. 큰 병원의 의사라 해도 어떻게 하면 만성 신장병을 조기에 발견할 수 있는지, 발견하면 어떻게 치료해야 하는지를 모를 수 있으므로 지나치게 신뢰하는 것은 위험하다.

착각12
건강 보험 제도가 있으니까 신장이 나빠져도 병원에 가면 괜찮아

 국민건강보험이 있어서 정말 다행이라고 생각한다. 신장 상태가 나빠져도 보험료를 지급받아 제대로 치료받을 수 있다고 생각한다.

의료 제도를 파괴할 수도 있는 것이 만성 신장병의 급증이다. 게다가 안타깝게도 치료비를 지원받는다는 것이 조기 발견율을 높이지는 않는다. 대부분은 너무 늦게 발견되어 치료할 방법이 없어 인공투석을 받게 된다. 보험 제도가 있어도 '완치하지 못할' 가능성이 크다.

착각13

신장병으로 죽은 가족력이 없으니까 나도 분명 괜찮아

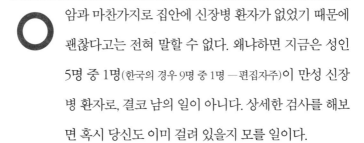

우리 집안에는 신장병으로 사망한 사람이 한 명도 없다. 게다가 나는 신장병의 원인인 당뇨병이나 고혈압, 비만이 없기 때문에 괜찮을 것이다.

암과 마찬가지로 집안에 신장병 환자가 없었기 때문에 괜찮다고는 전혀 말할 수 없다. 왜냐하면 지금은 성인 5명 중 1명(한국의 경우 9명 중 1명 — 편집자주)이 만성 신장병 환자로, 결코 남의 일이 아니다. 상세한 검사를 해보면 혹시 당신도 이미 걸려 있을지 모를 일이다.

100세까지
활동할 수 있는지 여부는
신장의 해독 기능이
좌우한다

'먹고 배출하는 것'보다
건강체를 만드는
'소변 해독 시스템'이 중요하다

음식은 단순히 허기진 배를 채워주는 역할만 하지 않는다. 예를 들면 밥에 들어 있는 탄수화물은 포도당으로, 고기나 생선에 들어 있는 단백질은 아미노산으로 분해된다. 이처럼 음식은 다양한 물질로 분해되어 소장에서 혈액 속으로 흡수된 후 전신으로 운반되어 다양한 용도로 사용된다.

따라서 '좋아하는 음식을 신나게 먹고 배가 부르니 만족스럽다'고 할 것이 아니라 '몸을 제대로 움직이기 위해 어떤 것을 먹을 것인가'를 생각해 보는 것이 중요하다. 건강에 대한 의식 수준이 높은 사람이라면 이런 사실을 잘 알 것이다.

하지만 인생 100세 시대를 맞이하여 이 정도의 건강 관리로는 충분하지 않다. 몸을 위해 '어떤 음식을 먹어야 할까'라는 생

■ 소화기관은 '외부 기관(체외)'

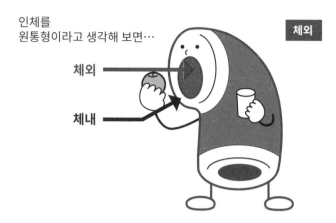

인체를
원통형이라고 생각해 보면…

체외

체외

체내

각과 더불어 노폐물과 독소를 '어떻게 빼낼 것인가'에 대해서
도 생각해야 한다. 중요한 것은, 노폐물과 독소는 대변이 아니
라 오로지 소변을 통해 배출된다는 사실이다.

입에서 항문까지를 의학 용어로 소화기관이라고 한다. 하나
의 파이프처럼 연결되어 있는 소화기관은 '체외', 즉 신체의 외
부에 속한다. 의아할 수도 있지만 체내와는 구별되는 '외부 기
관'이다.

음식이나 물, 공기, 소화액 등이 이 소화기관을 지나가는데
이 과정에서 다양한 영양소와 필요한 수분이 흡수되고 필요 없

는 것은 그대로 항문으로 배설된다. 사람의 몸은 훌륭하고 완벽하게 만들어져 있어, 외부로 열려 있는 소화기관을 통해 필요한 것을 체내로 가져오고, 필요하지 않거나 유해한 것은 내보내어 몸속으로 들어가지 못한다. 예를 들어 위액이 강한 산성을 띠는 이유는 유해한 바이러스와 세균을 죽이기 위해서다. 만약 위를 통과한 후에도 유해한 섯이 남아 있다면 외부로 열려 있는 소화관을 통과해서 그대로 대변으로 나가 버리므로 체내에는 문제가 발생하지 않는다. 즉, 대변을 배설하는 것은 어디까지나 체외에서 일어나는 일이다.

중요한 것은 체내다. '체내에서 발생하는 유해 물질을 어떻게 처리할 것인가'가 문제다. 체내에서는 다양한 유해 물질이 끊임없이 발생한다. 원래 노폐물과 독소는 식사하지 않고 호흡만 해도 생성되는데, 기특하게도 신장은 이 불필요한 것들만 소변으로 내보내는 작업을 한다.

특히 몸속에 있는 대량의 단백질은 끊임없이 새롭게 합성되고, 오래된 단백질은 분해된 후 간에서 요소尿素라는 물질로 전환되어 신장을 통해 배설된다. 신장이 나빠지면 요소가 배설되지 못하고 체내에 축적되는 '요독증'이 나타나며 결국 몸속에 독소가 퍼져 목숨을 잃게 된다.

이처럼 신장은 우리의 생명을 근본적으로 유지시켜 주는 장기이며, 훌륭한 정화 시스템이므로 기능이 손상되면 생명이 위태로울 수 있다.

소변만 봐도
건강 상태를 알 수 있다

신장에서 만들어지는 소변을 보면 몸이 보내는 다양한 신호를 이해할 수 있다. 당뇨병이 진행되면 포도당이 세포에서 영양분으로 사용되지 못하고 혈액 속에 쌓여 있다가 소변으로 배출된다. 마찬가지로 과다 섭취한 염분도 소변으로 빠져나간다.

채소에 많이 들어 있는 칼륨도 신장에서 조절되어 소변으로 배출되는데, 신장 기능의 저하 등으로 정상 배출되지 못하고 쌓이면 '고칼륨혈증' 상태가 되면서 부정맥을 일으켜 생명에 위협이 될 수 있다. 비타민B 복합제를 과다 복용할 경우 소변이 짙은 노란색을 띠고 독특한 냄새가 나는데, 이 또한 과다 복용한 분량이 신장에서 걸러져 소변으로 배출되기 때문이다.

이처럼 신장은 몸속에서 여러 가지 성분이 적절한 양만큼만 남도록 조절하므로 과다 섭취한 분량은 소변으로 내보낸다. 소변이 배출되기까지 신장의 훌륭한 기능이 집약되어 있다. 하지만 신장의 역할을 너무 당연시하기 때문에 하루에 몇 번이나 배설하면서도 그 고마움을 깨닫지 못하고 있다.

대변에는 모든 사람이 민감하다. 설사도 변비도 싫고, 시원한 쾌변을 함으로써 하루하루 기분 좋게 보내고 싶기 때문일 것이다. 그런데 변비로 죽는 사람은 없다. 예전에는 콜레라로 심한 설사를 하고 탈수로 목숨을 잃는 경우가 있었지만, 체액과 유사한 링거가 발명되면서 옛날이야기가 되어 버렸다.

'대변의 상태는 건강의 바로미터'라고 생각하고 매일 신경 쓰는 사람이 많지만, 대변을 보고 건강에 대한 판정을 내리기는 상당히 어려운 일이다. 아무리 시원하게 쾌변을 했다 하더라도 대변을 통해 유독 물질이 체외로 나오는 것이 아니기 때문이다. 대변에 들어 있는 것은 우리가 먹은 음식물의 가스와 장내 세균의 사체, 대량으로 나온 소화 효소 같은 것들이다.

앞서 말했듯이 입에서 항문까지는 소화기관이며 신체의 외부에 속하므로 대변에 들어 있는 것은 모두 '체외' 물질이다. 중요한 것은 '체내'에서 발생하는 유독 물질을 얼마나 확실하게 체외로 배출하는가 하는 문제이며, 이 일은 전적으로 신장이 담당한다.

해독의 본질은 대장을 깨끗하게 청소하는 것이 아니라 신장을 제대로 작동시키는 것이다. 이 사실을 모르면 효과가 불확실한 제품을 판매하는 수상한 '디톡스 장사꾼'에게 걸려 돈만 날려 버릴 수도 있다.

신장 기능이 나빠지면
'장내 환경'도 악화된다

대변을 통해 유독 물질이 체외로 나오는 것은 아니지만 어쨌든 쾌변은 중요하다. 장내 환경이 우리의 건강 상태를 크게 좌우한다는 것은 많이 알려져 있다. 그중에서도 해독을 담당하는 신장에 미치는 영향은 상당히 크다.

예를 들어 최근에 장내 환경이 나빠져 장내 세균이 제대로 활동하지 못하면 '장누수 증후군 Leaky Gut Syndrome'이라는 증상이 나타나는 것이 밝혀졌다. 원인은 설탕과 정제된 곡물의 과잉 섭취, 편식, 과식, 정신적 스트레스 등 다양한데, 이 병에 걸리면 외부 유해 물질의 유입을 차단하는 장의 내벽이 약해진다. 그러면 원래 신체의 외부 기관(체외)에 속하는 장에서, 체내로 들어가서는 안 되는 유해 물질이 손상된 장벽을 통해 대량으로 들어와 버린다. 그로 인해 알레르기를 유발하는 등 여러 가지 나쁜 증상이 나타난다.

한편 체외에서 들어온 이러한 독소에 대항하여 체내에서는 열심히 배출하려고 하는 작용이 일어난다. 그 역할을 담당하는 것은 물론 신장이다. 독소의 대부분은 혈액 속을 돌면서 신장에서 여과되어 소변으로 배출된다. 결국 장내 환경이 나빠졌을 때 손상받는 것은 신장이다.

변비도 만성 신장병과 깊은 관련이 있다. 쓰쿠바대학 대학원의 스미타 게이이치住田圭一가 미국에서 퇴역 군인을 대상으로 한 코호트 연구(특정 요인에 노출된 집단을 대상으로 원인과 결과 등을 알기 위해 연구하는 방법 ―역자주)를 기초로, 변비의 유무와 만성 신장병의 관계에 대해 조사를 실시했다. 그 결과 변비가 있는 사람일수록 만성 신장병의 발병 위험이 높아지는 것으로 나타났다. 대변이 장내에 오래 머물러 있으면 그만큼 독소가 혈액 속으로 더 흡수되고 그것을 여과하는 신장의 부담이 커지기 때문이다.

또 도호쿠대학팀이 배변 횟수가 일주일에 3회 이하인 만성 신장병 환자에게 변비 개선제를 복용하도록 했더니 혈청크레아티닌 수치가 개선되었다는 보고가 있다. 혈청크레아티닌 수치는 일반적으로 건강검진에서 신장의 상태를 파악하기 위해 이용된다. 검진을 받은 적이 있다면 결과표에서 본 적이 있을 것이다.

한편 신부전증 환자는 식사와 수분 제한의 영향으로 변비에 걸리기 쉽다. 즉 장내 환경이 나쁘면 신장 기능 악화되고, 신장 기능이 나쁘면 장내 환경도 악화되는 악순환이 반복된다. 이러한 장과 신장의 연관 관계가 전문가 사이에서 주목받고 있다. 이것은 '장'에 국한된 것이 아니라 '뇌', '심장'과 같은 중요 장기에 대해서도 마찬가지다. 다음 항에서 자세히 알아보자.

■ 장내 환경과 신장은 밀접한 관계

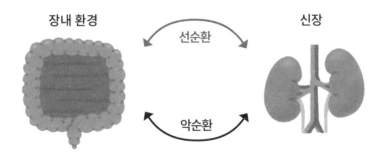

장내 환경   선순환   신장

악순환

뇌와 신장은 인간의 생명과
생리 작용의 '사령탑'

　뇌는 그 사람 자체다. 아무리 의료 기술이 발달해도 뇌만은 이식할 수 없다. 만약 누군가의 뇌를 당신에게 이식한다면 당신은 당신이 아니라 뇌의 소유자였던 누군가가 되어 버린다.

　뇌는 모든 명령을 내리는 사령탑이며, 근육을 포함한 모든 장기를 움직인다. 이때 특히 중요한 역할을 담당하는 것이 바로 심장과 신장이다. 뇌의 명령을 받아, 심장은 하루에 10만 번이나 박동하면서 몸의 구석구석까지 혈액을 보내 산소와 영양소를 운반한다. 그로 인해 모든 장기가 작동할 수 있다. 만약 신변에 위험이 닥쳤을 때는 뇌가 아드레날린이라는 호르몬을 분비함으로써 심장 박동 수를 높이고 근육에 혈액을 많이 보내(즉, 산소와 영양소를 많이 보내) 몸이 빠르게 움직일 수 있도록 한다.

마찬가지로 뇌는 신장에도 명령을 내려서 다양하게 '조절'한다. 그중 하나가 체내 수분량을 조절하는 것이다. 사람의 몸은 약 60%가 수분으로 이루어져 있지만, 수분이 너무 많은 상태가 되지 않도록 신장을 통해 적절하게 소변으로 배출시킨다. 한편으로는 부족하지 않도록 '목이 마르다'는 신호를 보내 수분 섭취를 하게 하는 것도 뇌다. 혈압이나 혈액의 pH(수소이온지수), 전해질 조절, 적혈구 생성 등도 신장이 뇌에서 명령을 받아 수행한다(자세한 내용은 6장 참조).

이처럼 뇌의 명령에 따라 최적의 상태로 유지되는 혈액과 수분이 있어야 모든 장기가 제대로 작동한다. 말하자면 심장과 신장은 뇌의 직속 부하다. 어느 쪽도 빠질 수 없고 우열을 가리기 힘든 중요한 역할을 한다.

그런데 만성 신장병은 심근경색처럼 그 자리에서 목숨을 잃을 정도의 강한 발작이 일어나지 않기 때문에 아무래도 가볍게 여겨진다. 게다가 상당히 악화되어도 자각 증상이 거의 없을 정도다(그래서 신장 기능을 체크하는 검사가 필수적이다).

신장이 시시한 취급을 받고 있지만, 심장과 같은 수준으로 생명 유지에 필수적인 역할을 하고 있는 것은 틀림없다. 더구나 심장과 신장은 떼려야 뗄 수 없는 관계에 있는데 이를 '심신증후군 cardiorenal syndrome'이라고 한다.

'만성 신장병'으로
심혈관 이상, 심부전이 증가한다

다음 페이지의 그래프를 보자. 이는 2004년 《뉴 잉글랜드 저널 오브 메디슨*NEJM*》에 실린 논문의 데이터다. 참고로 이 저널은 세계적으로 권위를 인정받는 의학전문지다.

이 그래프에서 'eGFR'은 '신사구체여과율'의 줄임말로, 만성 신장병의 진행 정도를 나타내는 추정치다(자세한 것은 6장 참조). 신사구체여과율의 수치가 낮을수록 만성 신장병의 중증도가 증가하며, 그에 따라 심혈관 이상이나 심부전이 증가한다. 즉, 신장과 심장은 서로 밀접한 영향을 주고받는다는 뜻이다.

■ 신장 기능이 떨어지면 심혈관 질환 사망률이 증가한다

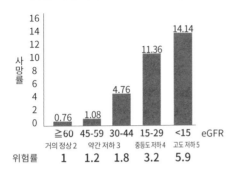

① 신장 기능이
저하될수록
사망률이 높아진다.

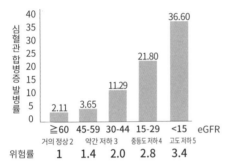

② 신장 기능이
저하될수록
심혈관 합병증
발병률이 증가한다.

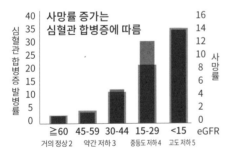

①②에서 신장 기능이
저하될수록 심혈관
합병증 발병률이
증가하여 사망률이
높아진다.

출처:《The New England Journal of Medicine》, 2004

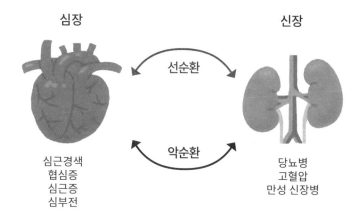

심장　　　　　　　　　　　신장

선순환

악순환

심근경색　　　　　　　　　　　당뇨병
협심증　　　　　　　　　　　고혈압
심근증　　　　　　　　　　만성 신장병
심부전

　심장과 신장의 관계성은 의료 현장에서 꾸준히 지적되어
왔다. 환자의 심장 기능이 악화되면 신부전이 발생하기 쉽고,
신장 기능이 악화되면 심부전을 일으키기 쉽다는 것은 분명
하다.

　앞에서 언급했듯이 신장은 수분과 전해질, pH 등을 조절하여
혈액의 항상성 유지에 기여한다. 또 혈압 조절에도 깊이 관여하
기 때문에 신장의 상태가 심장과 무관할 수 없다.

　지금까지 순환기내과 의사들은 심장병을 악화시키지 않기

위해 오로지 혈압 조절에만 주력해 왔다. 혈압 조절은 분명 중
요한 지침이지만 근본적으로는 신장의 기능을 유지하는 것이
더 중요할 수 있다는 견해가 강해지고 있다.

한창 일할 나이에 시작된 병은
'신장 악화'를 의심해야 한다

오른쪽 도표에 표시된 것은 한창 일하는 세대가 빠지기 쉬운 위험한 흐름이다. 1장에서 만성 신장병은 '숨겨진 사망 원인'이라고 했다. 나이가 들수록 신장의 기능이 떨어지기도 하지만 비만, 고혈압, 당뇨병 등의 경향이 있으면 만성 신장병에 걸리기 더욱 쉽다. 심장과 신장은 밀접하게 연관되어 있어 만성 신장병이 되면 심혈관성 질환의 위험성이 증가한다. 뇌졸중이나 암에 걸리기도 쉽다. 암 중에서

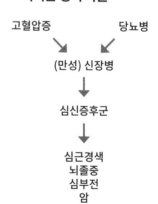

**■ 한창 일하는 세대가
빠지는 병의 사슬**

고혈압증   당뇨병

(만성) 신장병

심신증후군

심근경색
뇌졸중
심부전
암

도 대장암 발생률이 높아진다.

최근 대장암으로 사망하는 사람이 증가하여 암의 부위별 사망률에서 여성은 1위, 남성은 3위를 차지했다. 그 원인 중 하나가 만성 신장병이 증가하기 때문일 수도 있다(통계청의 〈2019년 사망원인통계 결과〉에 따르면, 한국인의 암 사망률 순위에서 대장암은 여성의 2위, 남성의 3위다. 참고로 암 사망률 1위는 남녀 모두 폐암이다 ─편집자주).

이로써 알 수 있듯이, 만성 신장병이 되면 그 자체만으로도 사망률이 4배나 오른다. 사망 원인 1위인 암, 2위인 심장 질환을 걱정하는 것은 당연하지만 그 이면에서 만성 신장병이 큰 영향을 미치고 있다는 것을 알아야 한다. 즉, 사망률 상위를 차지하는 질병의 배후에는 '숨겨진 보스'로서 만성 신장병이 있다. 만성 신장병으로 사망할 수도 있는 사람이 그 전에 심근경색이나 뇌졸중으로 발작을 일으키거나 암이 한꺼번에 발병하여 사망할 가능성은 충분히 있다. 반대로 말하면, 만성 신장병을 막으면 심근경색이나 뇌졸중, 암에 걸리지 않고 장수할 수도 있다.

하지만 만성 신장병은 아무런 증상이 없다. 게다가 신장이 조금 나빠져도 자각 증상이 전혀 없다. 그래서 자기도 모르는 사

■ 만성 신장병은 50대부터 발병률이 급증한다

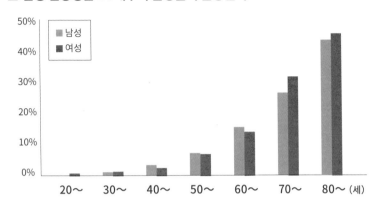

출처: 일본신장학회편《CKD 진료 가이드 2012》, 도쿄의학사
(*편집자주: 질병관리청의 <2019년 국민건강통계>에 따르면, 한국은 30대 4.1%, 40대 5.0%, 50대 8.7%, 60대 16.5%, 70대 이상 30.8%의 연령대별 만성신장병 유병률을 보인다.)

이에 병이 진행되어 돌이킬 수 없는 지경이 되어 버린다.

위의 그래프를 살펴보자. 만성 신장병은 '나이들수록' 위험하며, 특히 50대부터 발병률이 급격히 증가한다. 만성 신장병이 만병의 근원이라면, 100세 시대를 바라보는 건강 관리에서 가장 중시해야 할 것은 신장임을 알 수 있다.

모든 병의 근원인 '염증'은
AGE 때문에 발생한다

　　왜 만성 신장병이 모든 질병을 초래하는 걸까? 만성 신장병에 걸리면 1장에서 언급한 AGE(Advanced Glycation End Products, 최종당화산물)라는 질이 아주 나쁜 노화 촉진 물질이 대량 생산되어 우리 몸 곳곳에 붙어서 염증을 일으키기 때문이다.

　　AGE는 몸속의 정상 조직에 끈적하게 달라붙어서 그 조직을 파괴한다. 외형상 쉽게 알 수 있는 것으로는 피부 조직에 달라붙어 생긴 기미와 주름이다. 그 외에도 혈관과 뇌, 내장 조직 등 어디든지 달라붙어 염증을 일으켜 온갖 심각한 병의 원인이 된다.

　　신장병의 경우에는 다음과 같은 흐름으로 발생한다(그림 참조).

■ 신장의 '막'에 구멍이 뚫리면

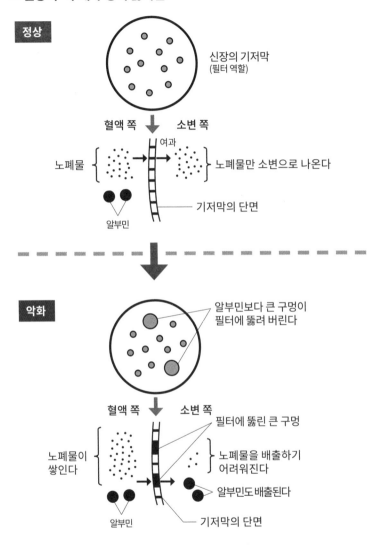

정상

신장의 기저막
(필터 역할)

혈액 쪽   소변 쪽

여과

노폐물

노폐물만 소변으로 나온다

기저막의 단면

알부민

악화

알부민보다 큰 구멍이
필터에 뚫려 버린다

혈액 쪽   소변 쪽

필터에 뚫린 큰 구멍

노폐물이
쌓인다

노폐물을 배출하기
어려워진다

알부민도 배출된다

기저막의 단면

알부민

신장에는 노폐물을 여과하는 중요한 '막'이 있다. 이 막은 커피를 끓일 때 사용하는 종이 필터와 같은 역할을 한다. 그런데 AGE가 그 막에 들러붙어 염증을 일으키면 작은 구멍이 뚫리고, 그 구멍을 통해 원래 나오지 않아야 할 단백질 등의 물질이 소변으로 새어 나오는 것이다.

만성 신장병도 그렇지만, 심장 질환이나 뇌 질환, 암 등 다른 대부분의 질병이 '염증으로 인해 발생'한다는 것이 최근의 견해다. 염증 자체는 우리 몸에 중요한 면역 반응이기도 하다. 상처를 입었을 때 상처가 곪거나 붓는 것을 보면 겉으로 봐도 염증이 일어나고 있는 것이 분명히 보인다. 이는 면역 반응이 우리 몸을 보호하기 위해 싸우고 있다는 증거다. 하지만 염증이 만성적으로 지속되면 면역 체계에 이상이 생겨 질병을 유발한다.

AGE는 그 자체로도 염증을 일으키지만, 이미 진행 중인 염증을 악화시키기도 한다. 즉 질병을 일으킬 뿐 아니라 질병의 진행을 가속화시킨다.

게다가 신장이 나빠지면 AGE가 빠른 속도로 증가한다. 말하자면 만성 신장병이 있으면 다른 질병의 발병률이 높아지고 더욱 악화되기 쉽다.

'신장 기능이 약한 사람'은
감염증에 걸리면 가장 위험하다

　　　　신종 코로나 바이러스에 감염되어 목숨을 잃은 사람 가운데는 각계의 저명인사도 포함되어 있다. 바이러스는 사람을 가리지 않는다는 것, 치료법이 확립되지 않은 새로운 감염증에는 아무리 지위와 경제력이 있어도 당해낼 수 없다는 것을 우리는 다시 한번 깨달았다.

　반면에 감염되어도 아무런 증상이 나타나지 않거나 지극히 가벼운 증상으로 끝나는 사람도 많이 있어, '중증화 위험이 높은 사람'이 존재한다는 것도 알게 되었다.

　신종 코로나 바이러스뿐만 아니라, 대부분의 감염증에서 '고령'과 '지병'은 중증화의 큰 요인이다. 나이를 바꿀 수는 없지만, 지병이 있는지 여부는 사람마다 다르다. 실제로 신종 코로나 바이러스로 지병이 악화되어 40대에 사망한 사람이 있고, 80대에 코로나 바이러스에 감염되었지만 무사한 사람도 있다.

지병과 관련하여 TV 뉴스에서는 고혈압이나 당뇨병을 가장 먼저 거론한다. 하지만 나는 혈압이나 혈당이 높은 것보다 그로 인해 신장 기능이 악화된 것이 중증화를 진행시키는 요인이라고 생각한다. 특히 만성 신장병으로 인공투석을 받고 있는 사람은 면역력이 떨어져 있어서 감염증에 매우 취약하다. 앞서 설명한 것처럼 투석을 받고 있는 환자의 신종 코로나 바이러스로 인한 사망률은 일반인의 7배 이상(사망률 14.2%)이다. 이런 사실을 알고 있기 때문에 코로나와 같은 감염병이 유행하면 투석 중인 환자는 상당한 공포심을 갖게 될 것이다.

신종 코로나 바이러스 감염증이 발병한 이후 지병이 없는 사람 중에도 '병원에 갔다가 바이러스에 감염되면 안 되니까'라며 건강검진조차 받지 않는 경우가 속출했다. 면역력이 떨어져 있는 투석 환자는 더더욱 병원에 가고 싶지 않을 것이다. 하지만 투석을 제때 하지 않으면 목숨을 잃을 수도 있으므로 위험을 무릅쓰고라도 투석을 하러 다녀야 한다.

의료 시설 측도 그런 사정을 잘 이해하고 있기 때문에 투석 환자를 받고 있는 병동에서는 상당한 주의를 기울이고 있다. 그래도 2021년 3월 26일 16시 기준 데이터로 일본에서는 1,356명의 투석 환자가 신종 코로나 바이러스에 감염되었다(일본투석의사회, 일본투석의학회, 일본신장학회, 신종코로나바이러스 감염대책 합동위원회, 〈투석 환자 중 누적된 신종 코로나 바이러스 감염자 등록수〉).

'고혈압과 동맥경화'가
신장의 기능을 저하시킨다

　　1장에서 소개한 46세 회사원 A씨를 다시 생각해 보자. A씨는 '나는 혈압이 높은 편이다'라는 인식을 가지고 있으면서도 현실을 외면하려고 했다. 그리고 이 세상에는 A씨와 비슷한 사람이 너무 많다는 것도 앞에서 설명했다. 여기서 다음 페이지의 그래프를 살펴보자.

　　현재 일본에는 4,300만 명의 고혈압 환자가 있는 것으로 추정된다. 특히 남성의 경우 30대에는 5명 중 1명, 40대가 되면 3명 중 1명, 70세 이상이 되면 60%가 고혈압이다. 즉, 나이가 들수록 고혈압이 되는 것은 당연한 상황이 되었다(한국의 경우 〈2019년 국민건강통계〉에 따르면, 고혈압 유병률이 27.2%다. 한국도 나이가 들수록 고혈압 유병률이 급격하게 증가하여 70세 이상의 남성은 59.5%, 여성은 72.4%이다―편집자주). 게다가 4,300만 명이 되는 고혈압 환자 중 3분의 1은 자각 증상이 없기 때문에 치료하지 않고 있으며, 10% 이상은 자각하고 있지만 치료받지 않고 있다. 치료받고 있는 사람 중에서도 통제가 잘되는 경우는 27%에 불과하다.

■ 고혈압은 증상이 없어 치료받지 않는 환자가 많다

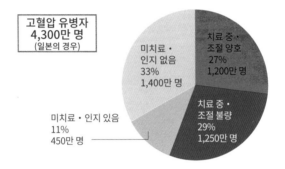

고혈압 유병자
4,300만 명
(일본의 경우)

미치료·
인지 없음
33%
1,400만 명

치료 중·
조절 양호
27%
1,200만 명

치료 중·
조절 불량
29%
1,250만 명

미치료·인지 있음
11%
450만 명

유병률, 치료율, 조절률은 2016년 국민건강 및 영양조사 데이터 사용.
인구는 2017년 추계 인구. 인지율은 <NIPPON DATA 2010>에서 67%로 시산.
'고혈압 유병자'는 혈압 140/90mmHg 이상 또는 혈압 강하제 복용 중인 경우이고,
'조절' 기준은 140/90mmHg 미만인 경우다.

고혈압 자체는 상당히 중증이 되기 전까지 자각 증상이 없으며, 그로 인해 동맥경화가 진행되어도 아프거나 가렵지 않다. 그래서 진지하게 치료받고자 하는 마음이 들지 않을 수 있다.

하지만 고혈압은 사람들이 생각하는 것보다 훨씬 더 위험

하다. 빌&멀린다 게이츠 재단Bill&Melinda Gates Foundation에서 진행한 연구에 따르면, 전 세계 사람들이 목숨을 잃는 가장 큰 원인은 고혈압이었다.

고혈압이 생명에 영향을 준다고 하면 바로 떠오르는 것이 심근경색이나 뇌졸중일 것이다. 하지만 가장 문제가 되는 것은 만성 신장병이다. 그 메커니즘을 확인해 보자.

고혈압이 발병하면 신장의 혈관에도 동맥경화가 시작된다. 신장의 혈관은 가늘어서 동맥경화로 인한 영향을 받기 쉬우므로 신장의 기능은 점점 떨어진다. 신장의 기능이 떨어지면 염분과 수분 배설이 잘 조절되지 않아 혈압이 올라간다. 이를 '신성腎性 고혈압'이라고 하는데, 혈압이 낮았던 사람도 만성 신장병이 시작되고 3단계 이상이 되면 혈압이 올라가게 된다. 만성 신장병 4단계(혈청크레아티닌 수치가 정상치를 넘어 신부전이 된 상태)가 되면 혈압이 맹렬하게 상승하여 대량의 혈압 강하제를 복용하지 않으면 제어 불가능한 상태가 된다.

이처럼 혈압과 신기능은 명확하게 연결되어 있어 혈압을 조절하는 것이 신장을 지키는 것과 직결된다. 만성 신장병의 단계에 대해서는 5장과 6장에서 자세히 다룬다.

'혈압이 조금 높은' 지금이
운명의 갈림길

병원이나 건강검진 결과에서 '혈압이 높은 편'이라는 지적을 받으면, 먼저 신장부터 생각해야 한다. 혈압이 다소 높기는 해도 아무 데도 아프거나 가렵지 않다고 해서 방심해서는 안 된다. 그 이유는 '혈압이 조금 높은 정도'라고 해도 방치하면 신장이 나빠진다는 보고가 있기 때문이다.

2016년 중국 베이징대학교에서, 과거에 전 세계적으로 이루어진 혈압에 관한 7개의 연구를 분석했다. 이 논문에 따르면, 최고(수축기) 혈압이 120~139이고 최저(이완기) 혈압이 80~89로 정상보다 조금 더 높은 '고혈압 전단계' 수준에서도 만성 신장병이 발병할 위험률이 1.28배 높아지는 것으로 확인되었다.

게다가 이러한 경향은 인종과 성별에 따라 차이가 있어서, 동아시아인 중 특히 여성에게 강하게 나타났다. 따라서 여성은 가벼운 고혈압이라도 치료하는 것이 낫다.

같은 해 2016년에 이탈리아 나폴리대학교 연구에서, 이미 만성 신장병이 있는 경우 고혈압으로 인해 악화될 위험성에 대해 발표했다. 그에 따르면, 혈압이 '고혈압 전단계'인 사람은 만성 신장병이 악화될 위험성이 1.19배 상승하는 것으로 나타났다. 또 최고 혈압이 140 이상, 최저 혈압이 90 이상인 고혈압증일 경우 만성 신장병이 악화될 위험성은 1.76배가 되었다 (American Journal of Kidney Diseases, 2016;67:89-97). 또 신장병이 아닌 4만 3,300명을 대상으로 한 조사에서 최고 혈압이 120을 넘으면 만성 신장병이 증가한다는 것이 밝혀졌다. 이 조사에서는, 최고 혈압이 10mmHg 오를 때마다 만성 신장병의 위험률이 6% 상승하는 것으로 밝혀졌다. 특히 최고(수축기) 혈압에는 엄격한 주의가 필요하다고 한다(American Society of Nephrology, 2011;6:2605-2611).

만성 신장병은 일단 진행되기 시작하면 치료하기 어려워져서 투석이 불가피하다. 혈압의 상승이 만성 신장병의 진행에 크게 영향을 주는 것이 명확하기 때문에 '혈압이 조금 높은 정도니까 상태를 두고 보자'라고 방치하는 것은 현명하지 않다. '조금 높다는 것을 이제라도 알게 되어 다행이다'라고 생각하고 대처 방법을 고민해야 한다.

혈당치 조절보다 중요한
당뇨병 환자의 '당뇨병성 신증 관리'

인공투석이 필요한 환자 중 44%가 당뇨병 합병증이 원인이다. 그래서 당뇨병 전문의인 나는 '내 환자가 투석받는 일은 없도록 하겠다'라는 모토로 치료에 임해 왔다. 하지만 안타깝게도 당뇨병과 관련한 진료 과정에서 혈당치 조절, 구체적으로는 최근 1~2개월 동안의 혈당치 변화를 나타내는 당화혈색소HbA1c 수치를 낮추는 것에 주력할 뿐, 신장에 대한 관심이 높지는 않다.

당뇨병이 무서운 것은 고혈당이 되는 것이 아니라 합병증이다. 합병증에는 당뇨병성 신증, 망막증, 신경 장애가 있으며, 그중에서도 당뇨병성 신증은 생명과 직결된다. 게다가 망막증, 신경 장애와 달리 당뇨병성 신증이 급증하고 있다.

전문의로서 단언하건대, 당뇨병 환자를 진찰하는 데 있어서 가장 중요한 것은 혈당치 조절이 아니라 신장 상태를 주의 깊게 체크해 나가는 것이다. 지금은 혈당치가 잘 조절되고 있어도 과거의 고혈당이 영향을 주어 신장에 합병증이 생기는 일이 자주 일어나기 때문이다. 즉, 당화혈색소 수치가 아무리 이상적인 범위 안에 있어도 당뇨병성 신증이 일어나지 않는 것은 아니며, 그 사람이 과거에 고혈당이었다면 충분히 당뇨병성 신증이 될 수 있다.

그런데 상당수의 경우 환자가 과거에 얼마나 고혈당이었는지를 정확하게 파악하고 있지 않다. 그런 상태에서 "혈당치가 잘 조절되고 있군요"라며 함께 기뻐하고만 있다면, 그 사이에 신장 상태가 나빠지고 있을 수도 있다.

지금은 좋은 약이 있고 합병증인 당뇨병성 신증도 초기 단계에서는 확실하게 치료할 수 있다. 그러나 중요한 조기 치료 시기를 놓치는 경우가 많다. 그 이유는 두 가지다.

첫째, 시종일관 혈당치 조절에만 매달려 당뇨병성 신증을 조기에 발견하는 검사를 하지 않았기 때문이다.

둘째, 신장이 나빠져도 치료법을 모르는 의사가 많기 때문이다. 당뇨병 전문의조차도 당뇨병성 신증을 조기에 발견하는 검사를 하지 않을 정도이니 그 치료법을 모르는 것도 당연하다.

많은 당뇨병 전문의에게 신장병 치료는 전문 외적 영역인 것이다.

'어느 날 갑자기 시작된 투석'이 급증하고 있다

　　55세 여성 B씨는 자택 근처의 부동산 회사에서 평일 오전 9시부터 오후 3시까지 일한다. 결혼 전 건축 관련 기업에 근무할 때 공인중개사 자격증을 취득해 둔 덕분이다. 단축 근무를 하고 있지만 B씨는 회사에서 능력을 인정받으며 활약하고 있다.

　자녀가 독립해서 휴일에는 부부가 함께 여행을 다니기도 하고, 일이 끝난 후에는 영화를 보러 다니면서 만족스러운 생활을 하고 있었다.

　'있었다'라고 과거형으로 말한 것은, B씨에게 예상외의 일이 일어났기 때문이다.

　B씨는 40세 이후부터 혈당치가 높다고 지적받았지만, 병원

에서 당뇨병 치료를 받고 있었기 때문에 안심하고 있었다. 게다가 최근에는 당화혈색소 수치가 대폭 개선되고 있어서 안심하고 있었다.

그런데 어느 날 갑자기 담당 의사에게 "투석 전문 병원을 소개할 테니 이제 그쪽에서 치료받으세요"라는 말을 들었다.

'투석이라고? 내가? 왜?'

'당화혈색소 수치도 좋아졌잖아!'

인공투석은 5시간 정도 걸리는 치료를 일주일에 세 번이나 받아야 한다. 그러면 여행은 고사하고 근무도 계속할 수 없을 것이다. 55세의 여성이 인공투석을 시작하면 수명은 15년이나 단축된다(일본투석학회, 2004년 데이터).

'내 인생은 이제부터야!'라고 생각하고 있던 B씨는 엄청난 충격을 받았다. 당황하는 B씨에게 주치의는 혈액 검사 중 '혈청크레아티닌'이라는 항목의 수치를 보여 주고는 "이 정도 수치라면 이제 어쩔 수 없습니다"라고 담담하게 설명할 뿐이었다.

실제 의료 현장에서 B씨와 같은 경우를 자주 볼 수 있다. 환자는 자신이 당뇨병 치료를 제대로 받고 있어서 아무런 문제가 없다고 생각했다. 그런데 신장이 어느새 망가져 있었고 갑자기 의사에게서 '인공투석이 필요하다'는 말을 듣게 된다.

이 같은 비극이 반복되는 데는 그럴 만한 이유가 있었다. B 씨의 담당 의사가 지표로 삼았던 '혈청크레아티닌 수치'로는 만성 신장병을 조기에 발견할 수 없었던 것이다. 정말 중요한 것은 '알부민뇨'라는 검사다. 이에 대해서는 4장 이후에 설명한다.

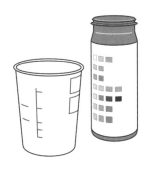

진짜로 무서운 것은
'해독할 수 없는 몸'이 되는 것

앞에서 나온 B씨는 인공투석이 필요할 정도로 신장 상태가 악화되었음에도 당화혈색소 수치는 개선되고 있었다. 어떻게 이런 일이 일어났을까?

아이러니하게도 합병증인 당뇨병성 신증이 상당히 진행되면 오히려 혈당치는 조절이 잘 된다. 신장 기능의 악화로 '인슐린'조차 체외로 배출하지 못하게 되기 때문이다.

우리가 무언가를 먹으면 혈당치가 상승한다. 그러면 상승한 혈당치를 낮추기 위해 인슐린이라는 호르몬이 췌장에서 분비되어 혈당이 오르는 것을 적당히 억제해 준다. 그리고 몇 분 동안 일한 인슐린은 신장에서 해독되어 소변으로 배출되는 것이 정상적인 과정이다.

그런데 당뇨병 환자는 인슐린 효과가 감소하여 혈당치가 상당히 상승한다. B씨는 주사로 인슐린을 보충했지만, 인슐린 주사를 맞아도 좀처럼 혈당치가 조절되지 않았다. 이전에는 B씨의 당화혈색소 수치도 높게 나타났다.

신장이 나빠지면서 원래라면 몇 분 후에 체외로 배출되어야 할 인슐린이 배출되지 않고 혈액 속에 남는다. 그리고 계속해서 혈당치를 낮추는 작용을 하므로 결과적으로 당화혈색소 수치가 내려가는 것이다.

신장이 나빠져서 투석이 불가피하게 되면 혈당 조절이 오히려 좋아지다니 아이러니한 이야기다. 실제로 인슐린 투여를 멈출 수 있을 정도로 혈당이 조절되는 사람도 적지 않다. 하지만 이런 경우에는 아무리 혈당치가 떨어져도 전혀 기뻐할 수 없다. 그 사람의 신장은 더 이상 모든 독성 물질을 배출할 수 없는 상태가 되었기 때문이다.

인공투석은 그러한 신장을 대신하여 해독하는 치료다. 따라서 일단 투석을 시작했는데 멈추게 된다면 바로 죽음으로 이어진다.

40%가 5년 이내에 사망하는
'인공투석의 진실'

인공투석은 신장이 제 기능을 전혀 못 하게 된 환자에게 필수적인 치료다. 신장의 여과 기능이 정지되면 체내에서 발생하는 유독 물질과 노폐물을 체외로 내보낼 수 없게 되어 독소가 몸속을 돌아다니고 수분도 배출할 수 없게 된다. 이런 상태까지 왔다면 투석을 하거나 신장이식을 받는 것 외에는 다른 방법이 없다.

지금은 일본에서만 30만 명이 넘는 환자가 투석을 하고 있다. 이는 비교적 새로운 치료법으로, 1950년대 말에 미국 워싱턴대학의 벨딩 스크리브너 Belding Scribner 박사가 영구적으로 사용할 수 있는 '스크리브너 션트'라는 체내 이식 장치를 개발하여 장기 투석의 길을 열었다. 일본에도 1960년대부터 혈액 투석 기계가 도입되었지만 1969년까지는 단 48대에 불과했다고 한다. 투석이 급증하고 있는 오늘날에도 '절대로 투석을 받고 싶지 않다'며 거부하는 환자가 가끔 있다. 주로 남성 환자에게서 볼 수 있는 모습이다.

하지만 투석을 거부한 채 버티다 보면 온몸이 퉁퉁 붓게 된다. 호흡하기도 어렵고 괴로워서 견딜 수가 없다. 결국 투석을 받아야 붓기도 빠지고 숨쉬기도 개선되는데, 그제야 환자는 '그렇구나, 이제 내 몸은 투석하지 않으면 안 되는구나'라고 자신의 몸 상태를 받아들이게 된다.

투석 환자는 '장애 1급'이라는 최고의 중증 장애인으로 인정되어 의료비는 모두 건강보험조합에서 부담한다(한국에서는 장애 2급에 해당하며, 진료비의 90%를 지원받는다 — 역자주).

혈액 투석은 1회 치료에 약 5시간이 걸리며 일주일에 3회 정도 실시한다. 이전에는 좀 더 짧게 4시간 만에 끝내기도 했는데 투석 시간은 가능한 한 길게 잡는 것이 환자의 몸에 좋다는 것을 알게 되었다. 5시간보다 투석 시간을 더 늘리는 것이 바람직하지만 그렇게 하면 그야말로 온종일 매여 있게 되어 환자는 다른 아무것도 할 수 없게 된다. 그래서 5시간을 받는 것이다. 투석 시간을 줄인다고 해도 환자의 삶의 질은 크게 떨어진다.

투석을 시작하면 혈관이 손상되어 동맥경화가 뚜렷하게 진행된다. 따라서 심부전, 심근경색, 뇌졸중 같은 혈관계 질환의 발생 빈도가 높다. 게다가 투석 환자의 암 발병률도 높다. 실제로 투석에 들어간 환자의 5년 생존율은 60%로, 40%의 환자는 5년 이내에 사망한다. 그래서 투석받지 않아도 되는 단계에서 치료할 필요가 있는 것이다.

'해독할 수 없는 몸'이 되는 이유

CHAPTER 4

의사도 모르는
올바른 '신장 기능 진단법'

3장에서 소개한 B씨의 사례처럼 안타까운 경우는 정말 많다. 그래서 나의 클리닉에 방문해 도와달라고 호소하는 환자가 끊이지 않는다.

실제로 도움을 줄 수 있는 환자도 많지만 어쩔 수 없는 경우도 있다. 혈청크레아티닌 수치가 6을 넘으면 '완전히 때를 놓친' 상황이므로 나도 방도가 없다. 이 정도 수치라면 당장 오늘이라도 투석을 시작해야 하는 상태이기 때문이다. 그런 경우를 접할 때마다 너무 안타깝다. 더 빨리 알았더라면 기회는 있었는데 말이다.

도울 수 있었는데 환자를 구하지 못하는 일이 일어나는 이유는 본인은 물론, 그를 진찰하는 의사도 만성 신장병의 문제를 간과했기 때문이다. "의사가 그럴 수 있는 거야?"라고 놀라겠지만 실제로 있는 일이다.

신장 상태를 판단할 때 많은 의사가 사용하는 '혈청크레아티닌' 검사는 분명히 말하면 도움이 되지 않는다. 수치에 문제가 있는 것으로 나왔을 때는 대체로 때를 놓친 것이다. 혈청크레아티닌 수치는 신장의 기능을 파악하는 지표로서 일반 건강검진에서도 측정하고 있다. 아마 당신이 가지고 있는 건강검진 결과지에도 그 값이 기재되어 있을 것이다. 기준치 내에 들어가 있는지 확인해 보기 바란다.

그런데 혈청크레아티닌 수치가 '정상'이라 해도 실제 신장 기능이 정상이라고 말할 수 없는 경우가 많다. 원래 만성 신장병은 갑자기 나타나는 것이 아니라 '서서히' 진행된다.

"담당 의사가 중간 단계에서 이상이 있는지 확인하고 적절한 치료를 하면 애초에 투석받을 일도 없잖아요."

당신은 이렇게 말하고 싶을 것이다. 그런데 혈청크레아티닌 수치를 계속 확인한다고 해도 신장병인지 '서서히' 알아차릴 수는 없다.

아직도 '혈청크레아티닌 수치에 조금 이상이 나타나기 시작해서야, 신장 기능이 조금씩 떨어지고 있다'라고 알아차리는 식으로 느긋하게 생각하는 의사도 많다. 자세한 내용을 6장에서 설명하겠지만, 너무 늦지 않은 단계에서 당신의 신장 상태를 확실하게 알기 위해서는 '알부민뇨' 검사가 필수다.

'일반적인 검사'로는
때를 놓친다는 증거

의료 현장에서 환자의 신장 기능을 가장 정확하게 파악하기 위해서는 '크레아티닌 클리어런스 Creatinine Clearance'라는 검사가 필요하다. 다만, 이 검사는 24시간 소변을 모아야 하는 데다 복잡한 계산식으로 수치를 구해야 한다. 입원하지 않으면 어렵고, 신장에 밝은 의사도 검사한 적이 별로 없을 것이다. 하물며 신장에 대해 잘 모르는 의사는 이런 것이 존재하는지조차 모른다.

그래서 일반적인 건강검진에서 쉽게 측정할 수 있는 '혈청크레아티닌 수치'가 이용되고 있는 것인데, 이것만으로는 조기에 신장병을 발견할 수 없다. 즉, 조기에 신장병을 발견할 수 있는 검사는 시행되지 않고 있는 실정이다.

■ 혈청크레아티닌과 신장 기능과의 관계

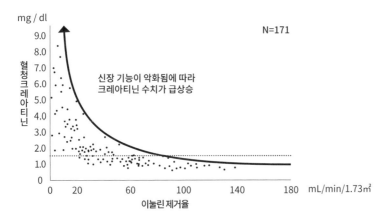

출처: **Kidney Interational, 1985 개편**

(*편집자주: 이눌린 제거율은 사구체여과율을 측정하는 방법으로, 사구체여과율을 통해 신장 기능 상태를 확인한다.)

그래프를 살펴보자. 문제는 '혈청크레아티닌 수치에 이상이 나타났을 때는 이미 신장 기능이 회복될 수 없어 투석을 기다릴 수밖에 없는' 심각한 상태임을 알 수 있다. 통계적으로 봐도 혈청크레아티닌 정상치(검사기관마다 기준이 다르지만, 대체로 1.1mg/dl 미만이 정상치)를 넘으면 대부분의 사람이 2년 이내에 투석하게 된다(일본신장학회,《CKD 진료 가이드 2012》, 도쿄의학사, 32쪽).

실제로 당뇨병 환자를 진찰하고 있는 의사가 신장병을 잘 모르더라도 혈청크레아티닌 수치가 5를 넘으면 '이 사람은 지금 즉시 투석해야 하는 상태'라는 것은 안다. 그래서 이 상태가 되면 "투석받을 필요가 있으니 투석할 병원을 소개하겠습니다"라고 환자에게 전한다. 많은 경우, 당뇨병 전문의라 해도 투석을 피할 수 있는 치료를 모르기 때문에 마지막까지 입을 다물고 있다가 갑자기 환자에게 말하는 것이다.

좀 더 초기 단계에, 투석이 필요한 2년 전까지는 정확한 검사를 해서 혈청크레아티닌 수치에 나타난 이상 상태를 발견해야 한다. 그리고 "이대로 두면 투석해야 할 위험이 있으니 치료할 수 있는 병원을 소개하겠습니다"라고 하면 환자를 살릴 수 있을 텐데 정말 안타까운 일이다.

'알부민뇨 검사'가
많은 환자의 생명을 구한다

조만간 투석받게 될 환자를 앞에 두고 의사가 마지막까지 말을 못 하는 데는 이유가 있다. 의사 본인은 고칠 수 없기 때문이다. 지금은 의학이 발전해서 실제로 신장병이 상당히 악화되어도 치료할 수 있게 되었는데 그런 사실을 상당수의 의사가 모르고 있다.

일찌감치 환자에게 알리면 "어떻게든 낫게 주세요"라고 부탁받을 터인데, 치료할 방법을 몰라서 알리지 못하는 것이다. 환자의 바람에 부응할 수 없다는 것은 의사로서 매우 괴로운 일이다.

고백하자면 예전의 내가 그랬다.

내가 모교인 홋카이도대학병원에서 일하던 30년 전의 일이다. 홋카이도대학병원에는 홋카이도 각지에서 치료하기 어려운 환자들이 모여들고 있었는데, 당뇨병도 마찬가지였다.

그 당시의 나는 당뇨병 합병증인 당뇨병성 신증이 무섭다는 것을 알고는 있었지만, 혈청크레아티닌 수치에만 신경 쓰고 있었다. 그리고 환자의 혈청크레아티닌 수치에 이상이 생기면 신장병 전문의에게 환자가 치료를 받을 수 있도록 소개장을 썼다.

어느 날 신장병 전문의 선생님이 이렇게 말했다.

"마키타 선생님은 환자의 혈청크레아티닌 수치에 이상이 생기면 '신장이 조금 나빠지기 시작한 정도'라고 생각하고 내게 소개장을 써 주시죠. 다른 당뇨병 전문의들도 모두 그렇습니다만, 큰 실수를 하는 겁니다. 혈청크레아티닌 수치에 이상이 생기면 이미 때를 놓친 상태예요. 그때는 이미 신부전이 진행되고 있기 때문에 몇 년 안에 투석을 시작할 수밖에 없어요. 더 빨리 나한테 보내주면 고칠 수 있습니다. 알부민뇨 검사를 해서 수치가 300이 넘으면 바로 소개해 주세요."

이때 나는 처음으로 알부민뇨 수치를 파악하는 것이 얼마나 중요한지 알게 되었다. 그 이후 알부민뇨 검사에서 이상 수치가 나왔을 때 어떻게 하는지 치료법을 열심히 찾았다.

2007년에 '텔미사르탄Telmisartan'이라는 성분의 혈압약을 사용하면 경증의 신장병이 낫는다는 것이 확인되었다. 이 혈압약을 연구하는 과정에서 혈압이 정상이고 신장이 나쁜 환자에게 투여해서 해당 효과를 인정받은 것이나. 즉, 텔미사르탄은 혈압을 낮출 뿐만 아니라 혈압과 상관없이 신장 기능을 좋게 하는 놀라운 효과가 있다(Diabetes Care, 2007;30:1577-1578).

2012년 무렵, 미국과 유럽에서 '스피로놀락톤spironolactone'이라는 성분의 약을 잘 사용하면 상당한 중증의 신장병도 낫는다고 하는, 지금까지의 상식을 근본적으로 뒤집는 연구 결과도 발표되었다. 이전까지는 이 약이 체내에서 칼륨 성분을 증가시키는 부작용이 있어서, 신장이 나쁜 사람에게는 사용하지 않는 것으로 알려져 있었다.

처음에는 나도 반신반의하는 마음으로 조심스럽게 사용해 보았다. 그랬더니 놀랍게도 상당히 악화된 환자의 신장이 크게 좋아졌다. 알부민뇨 수치가 무려 2,000을 넘어 투석이 불가피했던 환자의 수치가 거의 정상으로 개선되었던 것이다(6장 참조).

이러한 식견을 나에게 알려준 선배 의사와 전 세계의 연구자, 그리고 함께 노력해 주는 환자들 덕분에 지금의 나는 "이제 투석 외에는 방법이 없습니다"라며 포기했던 사람들을 구할 수 있게 되었다.

6장에서 자세한 치료법을 다루지만, '내 환자를 투석만은 받지 않도록 하겠다'라는 모토를 관철할 수 있게 된 것도 이러한 의학의 진보 덕분이다. 그래서 나는 지금도 혈청크레아티닌 수치로 판단하고 있는 의료 현장과 그로 인해 만성 신장병을 악화시키고 있는 환자들에게 "투석 환자를 한 사람이라도 더 줄이기 위해 진실을 알아야 합니다"라고 호소할 수밖에 없다.

'혈압'을 내리면
신장병 위험도 낮아진다

알부민뇨 검사는 소변 속에 알부민이라는 단백질이 얼마나 나오는지 조사하는 것이다. 이 수치는 혈청크레아티닌 수치와 달리 신장이 약해지기 시작한 초기 단계부터 변화가 나타난다.

일본신장학회가 정한 알부민뇨의 정상치는 30mg/gCr(Cr은 크레아티닌의 약어) 미만이다. 이 정상치는 의료기관에 따라 약간 차이가 있으며, 우리 클리닉이 검사를 의뢰하고 있는 곳에서는 정상치가 18 미만으로 설정되어 있다. 이 수치는 단순히 검사 시약의 차이일 뿐이다.

나는 다른 저서에서 18 미만을 정상이라고 해 왔지만, 이번에는 혼란을 피하기 위해 일본신장학회의 기준에 따라 30 미만을

■ 당뇨병성 신증(신장병) 단계 분류

단계	알부민뇨 수치(mg/gCr) 또는 단백뇨 수치(g/gCr)
1기 (신증 전기)	정상 알부민뇨 30 미만
2기 (조기 신증기)	미세 알부민뇨 30~299
3기 (현성 신증기)	현성 알부민뇨 300 이상 또는 지속성 단백뇨 0.5 이상
4기 (신부전기)	알부민뇨 및 단백뇨 수치는 3기와 동일, 혈청크레아티닌 1.1mg/dL 이상
5기 (투석요법기)	투석 치료 중

정상으로 해 두고자 한다.

여기서 〈당뇨병성 신증 단계 분류〉 표와 〈당뇨병성 신증의 임상 경과표〉를 살펴보자.

알부민뇨 수치가 30 이상이 되면 '미세 알부민뇨'라고 하여 알부민이 소변 속에 미량 누출되어 있는 단계다. 알부민뇨 수치가 30을 넘으면 신장병이 발병하기까지 빠르면 5년, 평균 10~15년 정도 걸린다. 발병 속도가 빠를지 느릴지 좌우하는 최대 요인은 혈당 조절 상태가 아니라 의외로 혈압 수치다. 따라서 신장병을 악화시키고 싶지 않다면 혈당치를 조절하는 것

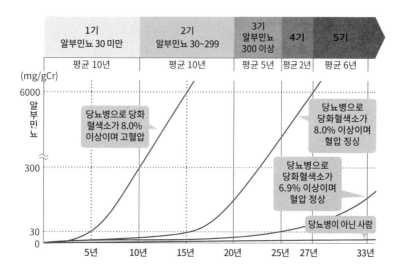

보다 혈압을 낮추는 것이 더욱 중요하다.

미세 알부민뇨 단계(2기 30~299mg/gCr)에서 치료에 들어가면 틀림없이 치료할 수 있다. 하지만 알부민뇨 수치를 조사하지 않으면 멍하니 있다가 기회를 놓쳐 버린다. 자각 증상이 없기 때문이다.

자각 증상이 없어서 방치하다가 알부민뇨 수치가 300 이상 (3기)이 되면 '현성 알부민뇨'라고 하며, 건강검진에서도 단백뇨가 양성으로 나온다(소변검사 결과란에 '+'로 표시된다). 당뇨병성 신증의 경우 중증도가 5기로 분류되는데 이 단계는 당뇨병성 신증 단계 분류에서 3기(현성 신증기)에 해당한다.

과거, 당뇨병 전문의들 사이에서는 알부민뇨 수치 300을 '포인트 오브 노 리턴 point of no return'이라고 했다. 투석 받기 이전으로 되돌릴 수 없는 지점이라는 뜻이다. 비교적 천천히 상승했던 알부민뇨 수치는 300을 넘어서면서 급격히 상승해서 치료할 수 없는 '속수무책' 상태였다.

지금은 좋은 치료법이 있어서, 신장병 치료에 정통한 의사라면 아직 고칠 수 있다. 나의 경우 알부민뇨 수치 5,000까지는 치료할 수 있다. 하지만 많은 의사가 참고하고 있는 혈청크레아티닌 수치에 이상이 생겼을 때는 이미 4기(신부전기)에 돌입했기 때문에 좀처럼 치료할 방법이 없다.

다시 한번 〈당뇨병성 신증의 임상 경과표〉를 살펴보자. 4기는 평균 2년으로 아주 짧다. 당뇨병에 걸려서 처음 신장이 나빠질 때까지 최소 5년, 평균 10~15년 이상의 오랜 시간이 걸린다. 그러나 혈청크레아티닌이 이상 수치가 되면 단 2년 만에 투석해야 한다는 뜻이다.

악화될 경우 암과 마찬가지로 빠른 속도로 진행된다. 따라서 조기 발견, 조기 치료가 중요하다. 특히 혈당 조절 부족(당화혈색소 8.0% 이상)인 데다 고혈압인 사람은 인공투석을 빨리 받게 된다. 고혈압이 신장 기능을 악화시키는 최대 요인이다.

검사에 대한 자세한 내용은 6장에서 언급하겠지만, 올바른 검사를 제대로 받았다면 인공투석을 받지 않았을 많은 환사가 아무것도 모르고 있다가 투석을 받게 되는 것이 현실이다.

알부민뇨를 검사하는 것은 당뇨병 외래 환자 전체의 19.4%에 불과하다(국립국제의료연구센터, 도쿄대학 대학원 의학계연구과, 〈전국 의료비 청구서 데이터에 대한 당뇨병 진료의 질 지표 측정〉). 당뇨병학회나 의사회, 내과학회에서 이 검사를 시행할 것을 의사에게 권고하고 있지만 아직도 적극적으로 검사하지 않는 의사가 많다.

전 세계적으로 늘고 있는
'만성 신장병'의 충격적 데이터

세계적인 의학 저널 《란셋》에 보고된 최신 데이터에 따르면 2017년 기준으로 일본에는 2,100만 명의 만성 신장병 환자가 있으며 이는 성인 5명 중 1명에 해당한다. 심지어 '급증'하고 있다는 당뇨병 환자의 2배나 된다(Lancet 2020;395:709-733).

만성 신장병은 전 세계적으로도 급격히 증가하고 있다. 예를 들어 중국은 만성 신장병 환자가 1억 3,000만 명으로 수적으로만 보면 세계 최고다. 미국의 경우도 3,900만 명으로 성인 7명 중 1명이 만성 신장병이다. 이에 따라 국제신장학회와 신장재단국제협회의 공동 제안에 따라, 2006년부터 매년 3월 둘째 주 목요일을 '세계 신장의 날'로 지정하여 이날이면 계몽 활동이 이루어지고 있다.

투석이 필요할 정도로 증세가 악화되는 경우가 상당히 많을 만큼 문제는 심각하다. 일본의 인구당 투석 환자 수는 대만에 이어 세계 2위로, 투석 대국이 되었다. 어쩌면 체질 문제가 영향을 미치고 있을지도 모른다.

다음의 그래프는 만성 투석 환자 수의 추이를 나타낸 것이다. 2018년 말 기준으로 일본에서는 33만 9,841명이 투석을 받고 있다. 1975년에는 1만 3,059명이었던 것에 비해 계속 급증하고 있음을 알 수 있다(일본투석의학회, 〈일본의 만성 투석 요법 현황〉, 2018년 12월 31일 기준).

투석 환자 수는 지금 이 순간에도 계속 증가해, 2018년 말 기준 총 약 34만 명에 이른다. 게다가 매년 새로운 환자가 약 4만 명씩 증가하고 있고, 안타깝게도 매년 투석 환자 중 약 3만 명이 사망한다.

투석받아야 하는 환자는 '신체장애 1급'으로 인정되며 의료비는 건강보험조합이 부담하는데, 이것이 일본의 연간 의료비를 끌어올려 의료 재정 상태도 크게 악화시키고 있다. 투석 치

■ 만성 투석 환자 수는 계속 늘고 있다(숫자는 일본의 경우)

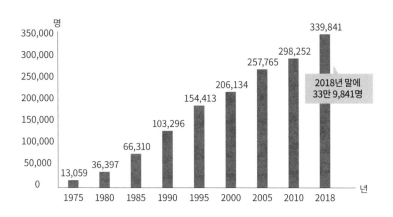

출처: 일본투석의학회, <일본의 만성 투석 요법 현황> (2018년 12월 31일 기준)

료에만 연간 1조 6,000억 엔, 합병증 등의 치료까지 합치면 2조 엔이나 되는 막대한 의료비가 지출된다. 이대로 투석 환자가 계속 증가하면 일본의 의료 제도는 유지되기 어렵다(대한신장학회 소식지 〈KSN News〉 11호에 따르면, 한국에서 2017년 만성 신장병으로 지급된 요양급여 총 비용은 1조 7,070억 원이다―편집자주).

이러한 사태에 대하여 후생노동성은 투석 대상자를 2028년까지 3만 5,000명(10%) 줄이는 것을 목표로 하여 다양한 대책을 제시했다. 구체적으로는 다음과 같다.

1. 만성 신장병이 얼마나 무서운 병인지 국민에게 계몽한다.

2. 주치의와 신장병 전문 기관의 연계를 강화한다.

3. 관련 학회에서 진료 가이드라인을 작성해서 효과적인 치료를 추진한다.

(신장질환대책검토회, 〈신질환 대책 검토회 보고서〉 2018년 7월 12일)

하지만 생각만큼 감소 효과가 나타나지 않고 있으며, 가장 최근인 2018년 말 시점에서 투석 환자 수를 보면 오히려 증가한 것이 현실이다.

투석 환자를 줄이기 위한 대책에 대한 내 견해는 후생노동성과 다르다. 이와 관련해서는 뒤에서 설명한다. 어쨌든 투석을 받게 되면 가장 힘든 사람은 당연히 환자다. 만성 신장병을 조기에 치료해서 투석을 피하는 것은 환자만의 문제에 국한되지 않는다. 의료보험을 지켜야 하는 입장의 정부와 의료기관, 모든 국민에게도 불가피한 과제다.

만성 신장병을 발견하기 어려운 '두 가지 이유'

한창 일할 나이인데 자신도 모르는 사이에 만성 신장병에 걸리는 주된 원인은 고혈압과 당뇨병이다. 물론 비만도 깊이 관련되어 있다. 혈압과 혈당치, 체중은 일반적인 건강검진에서 반드시 측정한다. 그래서 많은 사람이 자신의 수치에 대해 잘 알고 있다.

예를 들어 다음과 같은 것들이다.

최고 혈압이 145라면 고혈압이다.

당화혈색소 수치가 7.2라면 당뇨병이다.

BMI 수치가 32라면 비만에 속한다.

하지만 당신이 만성 신장병이라고 해도 혈청크레아티닌 수치는 대체로 비정상으로 나오지 않는다. 그래서 '나는 혈압이 높은 편이지만 신장은 괜찮다', '당뇨병이라는 지적을 받았지만 아직 당뇨병성 신증은 발생하지 않았다', '비만이지만 심각한 수준은 아니다'라고 좋게 해석해 버리는 사람이 많다. 이외에도 고콜레스테롤, 고요산 수치 등 신장과 관련해서 생각해 봐야 할 검사 수치가 몇 가지 있지만, 본인 혼자 알아서 판단하고 검사를 멈춰 버린다. 누구라도 자신의 건강에 대해서는 '큰 문제가 없다'라고 생각하고 싶기 때문이다.

게다가 의사까지 신장병에 대한 지식이 없어 제대로 판단하지 못한다면 만성 신장병을 초기에 놓쳐 버리는 것도 당연하다.

나도 예전에는 이 병에 대해 잘 알지 못했다. 그래서 굳이 의료 관계자를 비난하고 싶지는 않다. 문제는 의료 관계자와 환자가 건강 관리를 열심히 하고 있고, 게다가 의료 자원이 풍부한데도 만성 신장병이 급증하고 있으며 많은 사람이 투석 받아야 하는 현실이다. 그래서 이 심각한 문제를 어떻게든 해결해 나가야 한다.

그러기 위해서 만성 신장병에 대해 무엇을 간과하고 있는지에 대해 거듭 의식을 일깨운 다음, 다시 한번 우리 스스로 건강 상태를 체크해 보았으면 한다.

만성 신장병을 막을 수 없는
'종합 건강검진'의 근본적 결함

다음의 표 〈M씨의 종합 정밀 건강검진 결과〉는 출판사에 근무하는 M씨(46세, 남성)의 건강검진 결과다. 이 연령대 남성의 전형적인 예라고 할 수 있는 수치들이 나열되어 있다. 당신이 받은 건강검진 결과와 비교하면서 자신의 건강 상태를 생각해 보기 바란다.

먼저 확인해 둘 것이, 역시 알부민뇨는 검사하지 않았다는 점이다. M씨가 다니는 회사의 건강검진은 위 검사를 할 때 위 조영술이 아니라 내시경을 선택할 수도 있고 골밀도를 검사할 수도 있는 등 비교적 내용이 충실하게 되어 있다. 그런데도 알부민뇨는 선택사항에 없었다. 이것이 대부분의 건강검진에서 볼 수 있는 현실이다.

■ M씨의 종합 정밀 건강검진 결과

특정건강검진 진찰결과 통지표　　주식회사 히라카와초 출판

성명	M	생년월일	1974년 5월 5일	검진 연월일	2020년 9월 10일
		성별／나이	남, 46세	우리 클리닉 진찰 번호	(40)

과거 병력				
복약 경력	지질		흡연력	없음
자각 증상	어깨 결림 및 요통			
타각 증상				

	항목	특정 건강진단 기준치	2020년 9월 10일 금회
신체 측정	키(cm)		169.7
	몸무게(kg)		70.9
	허리둘레(cm)	85.0 미만	90.2
	BMI	25.0 미만	24.6
③ 혈압	수축기 혈압(mmHg)	130 미만	136
	이완기 혈압(mmHg)	85 미만	98
혈중 지질검사	중성지방(mg/dl)	150 미만	87
	HDL-콜레스테롤 (mg/dl)	40 이상	64
	LDL-콜레스테롤 (mg/dl)	120 미만	120
	총콜레스테롤 – HDL콜레스테롤(mg/dl)	150 미만	137
간 기능 검사	GOT(AST)(U/L)	31 미만	23
	GPT(ALT)(U/L)	31 미만	31
	감마GTP(y-gt)(U/L)	51 미만	23
④ 혈당검사	혈당(mg/dl)	100 미만	공복시 114
	당화혈색소(NGSP값)(%)	5.6 미만	6.2
① 소변검사	당	—	—
	단백	—	—

상세항목	기준치	2020년 9월 10일 금회

〜〜〜〜〜〜〜〜〜〜〜〜〜〜〜〜

② 혈청크레아티닌 검사	혈청크레아티닌(mg/dl)		0.97
	eGFR(mL/min/1.73㎡)	60.0 이상	66.8

대사증후군 진단 기준에 의한 판정		기준 해당
⑤ 의사의 판단	기준 해당	대사 증후군입니다. 위험 항목이 몇 가지 보입니다. 생활습관을 개선하고 허리둘레와 체중을 줄여나가기 위해 개선할 수 있는 것부터 신중하게 시작합시다.
판단한 의사의 이름	나쓰메 아야(夏目 彩)	

소변 검사에서는 '당'과 '단백'을 확인한다. ---①

단백뇨 검사는 알부민뇨 검사보다 정확도가 떨어지지만, 혈청크레아티닌 수치만으로 신장의 상태를 판단하는 것보다는 훨씬 낫다. M씨의 소변 검사 결과는 '-'라고 표시되어 있는데 단백이 '+'라면 '현성 단백뇨'다. 이 경우 알부민뇨 수치가 300을 넘어 신장에 중대한 문제가 있을 수 있으므로 즉시 신장내과에서 진료를 받아야 한다.

문제는 '±'로 표기된 미묘한 경우다. 많은 사람이 '±는 의양성(擬陽性, 양성은 아니지만 양성에 가까운 반응 —역자주) 같은 것일 테니까 일단 상태를 지켜보자'라고 생각하고 방치한다. 하지만 '±'라면 반드시 알부민뇨 검사를 받아야 한다. 실제로 ±가 나온 사람 중 알부민뇨의 기준치 30을 초과한 사람이 100명 가까이 발견되었다. 이때는 아직 조기 단계이므로 치료를 시작하면 만성 신장병의 싹을 자를 수 있다.

M씨가 다니는 회사의 건강검진에서는 알부민뇨 수치는 검사하지 않지만, 혈청크레아티닌 수치에서 신사구체여과율eGFR을 산출하고 있다는 점은 좋게 평가할 수 있다(eGFR의 산출법은 6

장 이후 참조). ---②

앞에서 여러 번 지적했듯이 혈청크레아티닌 수치 자체는 만성 신장병의 조기 발견에 전혀 도움이 되지 않는다. 혈청크레아티닌 수치가 이상치를 나타냈을 때는 만성 신장병이 이미 상당히 진행되어 있기 때문이다. 신사구체여과율eGFR까지 산출해야 비로소 조기 발견이 가능하다.

M씨의 신사구체여과율eGFR은 '기준치(50.0 이상)'에 들어갔고 아무런 지적을 받지 않았다. 그렇다고 안심할 수 있는 것은 아니다. 신사구체여과율eGFR은 나이가 들수록 떨어지기 때문에 젊을수록 높은 수치를 나타내야 한다. 40대라면 70.0을 넘는 것이 좋다. 하지만 M씨는 이미 66.8이므로 낮은 편이다. 이대로는 50대가 되면 60.0 아래로 내려가 버릴지도 모른다.

M씨의 결과표를 보면 신장과 관련해서 궁금한 부분이 몇 가지 있다.

먼저 혈압부터 살펴보자. 고혈압은 만성 신장병을 악화시키는 최대 요인이다. M씨는 아직 중증 고혈압은 아니지만 '높은 편'이라는 것은 분명하다. 염분 섭취량을 줄여서 반드시 최고(수

축기) 혈압을 135 미만으로, 최저(이완기) 혈압을 85 미만으로 조절해야 한다. --- ③

두 번째는 혈당치다. 공복 혈당이나 당화혈색소HbA1c 수치도 기준치를 넘는다. M씨는 이미 당뇨병 후보군이다. --- ④

이대로 당뇨병에 걸리면 고혈압과 함께 신장 기능에 더욱 악영향을 미치기 때문에, 혈압도 더 엄격하게 관리해 나가야 한다. 경우에 따라서는 혈압 강하제를 복용해서라도 내리는 것이 좋다. 무엇보다 당뇨병이 진행되면 합병증인 당뇨병성 신증을 일으킬 수 있다.

M씨는 대사증후군도 지적받았다. 비만이 고혈압, 당뇨병으로 이어지면서 신장 기능을 저하시킨다는 것은 계속해서 다룬 내용이다. --- ⑤

참고로, M씨의 알부민뇨 검사를 진행해 보았는데 수치가 2.9로 우수했다. 단, '지금은' 우수하다고 보는 게 맞다. 알부민뇨 수치는 당뇨병이 있으면 특히 악화되기 쉬우므로 혈당치가 높은 편인 M씨는 향후 추적 관찰해 나가는 것이 중요하다.

왜 M씨의 신사구체여과율eGFR 수치가 그다지 좋지 않은 데 비해, 알부민뇨 수치는 현재 양호한 것일까? 이것은 검사 종류(요소)가 전혀 다르기 때문이다. 알부민뇨 수치는 실제 신장의 필터가 얼마나 망가졌는지(구멍이 얼마나 나 있는지)를 소변으로 빠져나온 알부민의 양으로 측정하는 것이며, 신사구체여과율 eGFR은 신장의 막을 통과하는 혈액의 상태를 통해 신장의 기능을 추측하는 것이다.

그러므로 신사구체여과율과 알부민뇨 수치 두 방면을 모두 조사하는 것이 가장 좋으며, 그중에서도 더 직접적으로 신장의 상태를 알 수 있는 알부민뇨 검사가 필수적이다.

회사의 건강검진이나 종합 정밀 건강검진을 확인해 보면 M씨와 비슷한 결과를 받은 독자가 많을 것이다. 그런 사람들 모두가 M씨와 마찬가지로 '혈압이나 혈당치는 위험하지만, 아직 알부민뇨 수치는 괜찮겠지'라는 식으로 생각하고 지나쳐서는 안 된다. 알부민뇨 수치는 개인별로 상당한 차이가 있다.

침묵의 장기인 신장은 적극적으로 알부민뇨를 조사해 봐야 비로소 진실을 알 수 있다. 부디 당신 스스로 움직여서 자신의 신장을 보호하기 바란다.

의료 현장에서
'환자에게 좋은 것'이라고 생각한 치료가
병을 악화시킨다

　　환자에게 좋은 것이라고 생각하고 행해지는 의료 행위가 신장에 부담을 주기도 한다. 예를 든다면 조영제造影劑다. '조영제 신증'이라는 병명이 있을 정도로 조영제 사용으로 인해 신장의 기능을 저하시키는 일이 빈번하게 일어난다.

　　조영제는 CT나 MRI 등을 촬영할 때 사용되며 특히 암을 조기에 발견하는 데 매우 유용하게 사용된다. 암이 있는 위치에 조영제를 투입하면 뚜렷하고 선명하게 나타난다. 특히 췌장암은 조기에 발견하지 않으면 치료가 불가능하기 때문에 방사선과 의사는 조영제 사용을 권장한다.

　　나도 신장이 나쁘지 않은 환자에게는 조영제 사용을 권장한다. 왜냐하면 일반적으로 CT나 MRI에서 사용되는 조영제의

분량이 얼마 되지 않으므로 주의해서 사용하면 문제가 거의 없기 때문이다.

하지만 이미 신장 기능이 나빠진 사람에게 조영제를 사용하면 상태가 더욱 악화된다. 그래서 신장이 나쁜 것을 알고 있는 환자라면 조영제를 사용하기 전후에 대량의 링거를 맞아 조영제를 신속하게 씻어내면 거의 해롭지 않게 사용할 수 있다. 다만, 이것도 '신장이 나쁜 것을 알고 있다'는 것을 전제로 할 때이고, 자각이 없는 상태라면 이야기는 달라진다.

조영제 사용시 특히 걱정되는 점은 심장에 카테터(catheter, 관 모양의 기구 ─ 역자주)를 삽입해서 치료할 때다. 카테터 치료를 할 때는 조영제를 투여해서 화면에 비치는 모습을 보면서 치료한다. 이때 서투른 의사는 아무래도 시간이 걸리기 때문에 조영제를 많이 사용하게 된다. 이것이 계기가 되어 조영제 신증을 일으켜서 투석을 받게 되는 환자가 있을 정도다.

실제로 이전까지 알부민뇨 수치가 30 정도의 추이를 보였던 경도의 신장 기능 저하를 가진 사람이 조영제를 사용한 뒤 단번에 수치가 2,000 이상으로 뛰어오른 경우도 있다. 다행히 조기에 치료해서 나을 수 있었다.

이처럼 빠르게 대응할 수 있다면 좋겠지만, 곤란하게도 많은 경우에 그렇지 못하다. 카테터 치료 후에 바로 신장이 나빠지는 것이 아니고, 알부민뇨 수치가 조금씩 악화되어 1년 후 혹은 몇 년 후에 투석이 필요한 상태가 되기 때문이다.

따라서 담당 의사는 자신의 카테터 치료로 환자의 신장이 나빠진 것을 눈치채지 못한다. 주의하지 않으면 이 같은 비극이 반복될 수 있다. 의사의 무지는 어처구니없는 결과를 초래한다. 그래서 나는 순환기 의사와 긴밀하게 협력하기 위해 노력한다.

■ 주요 비스테로이드성 소염진통제(NSAIDs)

☐ 아스피린, 버퍼린(아스피린 Aspirin)
☐ 록소닌(록소프로펜 Loxoprofen)
☐ 볼타렌(디클로페낙 Diclofenac)
☐ 클리노릴(설린닥 Sulindac)
☐ 인도신(인도메타신 Indometacin)
☐ 부루펜(이부프로펜 Ibuprofen)
☐ 나익산(나프록센 Naproxen)
☐ 폰탈(메페남산 Mefenamic Acid)
☐ 플루캄(암피록시캄 Ampiroxicam)
☐ 세레콕스(세레콕시브 Celecoxib)
☐ 렐리펜(나부메톤 Nabumetone)
☐ 하이펜(에토돌락 Etodolac)
☐ 모빅(멜록시캄 Meloxicam)

(*편집자주: 앞 표기는 제품명이고 괄호 안은 성분명이다. 약학정보원 홈페이지www.health.kr에서 성분명을 검색하면, 국내에서 유통되는 해당 성분을 가진 제품을 찾을 수 있다.)

동네 병원에서 자주 처방되는 소염 진통제를 사용할 때도 주의가 필요하다. 아스피린이나 부루펜 등의 제품으로 대표되는 '비스테로이드성 소염진통제' Non Steroidal Anti-Inflammatory Drugs, NSAIDs는 의료 현장에서 자주 처방된다. 시판도 되고 약국에서 쉽게 살 수 있다.

효과가 좋은 약이므로 애용하는 사람이 많지만, 이들 비스테로이드성 소염진통제 내복약은 신장을 나쁘게 한다. 그러나 의료 관계자도 이런 사실을 모르는 사람이 많아 당연히 환자는 안심하고 장기간 복용하게 된다.

고혈압 환자에게 처방되는 약 중에도 신장을 나쁘게 하는 것이 있다. 자세한 내용은 6장에서 설명하겠지만 만성 신장병을 치료하는 데 일부 고혈압약이 상당히 효과가 있지만, 악화시키는 약도 있다.

지금까지 설명했듯이 고혈압은 만성 신장병의 주요 원인이므로 혈압 강하제 복용을 권장한다. 다만 구체적으로 '어떤 약을 선택하는가'에 따라 오히려 신장병을 악화시킬 수도 있으므로 주의가 필요하다.

지금까지 언급한 모든 것과 관련하여 의료 관계자의 무지를 지적한 내용에 악의는 전혀 없었다. 그들로서는 '환자에게 좋은 것'이라는 생각으로 치료했다는 것을 안다. 의도치 않게 나쁜 길로 가지 않도록, 더 많은 정보와 큰 관심으로 한시라도 빨리 무지해서 신장을 망가뜨리는 불행한 사태를 해소해 나가는 것이 바람직하다.

단백질 보충제가 신장 건강을
악화시킨다는 놀라운 사실

일반인들이 '몸에 좋을 것'이라는 생각으로 적극적으로 섭취하는 것 중에서 신장을 나쁘게 하는 것이 있다. 대표적인 것이 '단백질 보충제'다.

나는 단백질 보충제에 대해 강한 위기감을 느끼고 있어, 여러 곳에서 반복해서 내 생각을 전달하고 있다. 많은 사람이 '단백질 보충제를 많이 섭취하면 건강에 좋다'고 믿고 있으며, 게다가 '보충제로 단백질을 섭취하면 훨씬 효율적이고 근력 저하도 억제할 수 있다'는 생각으로 적극적으로 섭취하고 있기 때문이다.

예전에는 보디빌더를 비롯한 극소수의 사람들이 사용하던 단백질 보충제를 지금은 누구나 손쉽게 구할 수 있게 되었다.

물에 풀어서 마시는 파우더 타입 외에 막대 모양의 바 혹은 젤리 등 보다 간편하게 섭취할 수 있는 형태로 만들어져 편의점에서 판매되기도 한다. 이것을 식사 대용으로 먹는 사람도 있다.

이런 상황에서 내가 그 위험성을 말하면 보충제를 먹는 사람들은 의문을 제기하거나 강하게 반발할 수도 있다.

"당신이 권하는 대로 당질을 제한하려면 결국 단백질을 많이 먹어야 하는데 왜 단백질 보충제는 안 되는 거죠?"

"원료가 우유나 콩 같은 천연 재료인데 보충제를 섭취하는 것이 왜 좋지 않은가요?"

먼저 알아두어야 할 것은, 우리에게 필요한 단백질의 양은 우리가 식사할 때 먹는 고기나 생선, 두부 등으로 충분하다는 것이다. 국가에서 정한 1일 권장 섭취량은 남성이 60g, 여성이 50g이다. 이것도 필요량보다 10g 많게 설정되어 있다. 일반인이 필요로 하는 단백질의 양은 음식으로 섭취가 부족할까 봐, 혹은 운동하고 있다고 해서 굳이 보충할 필요는 없다.

다음 세 가지 사항을 명심해야 한다.

1. 근육 트레이닝을 해도 단백질을 섭취할 필요가 없다.

2. 단백질을 섭취해도 근육은 붙지 않고 운동 성능도 오르지 않는다.

3. 단백질을 너무 많이 섭취하면 신장이 나빠진다. 특히 원재료로 구성한 식단이 아니라 인공적으로 만들어진 분말이나 젤리 형태, 액상 단백질 보충제, 아미노산 보충제 섭취는 피하는 것이 좋다. 비록 그것이 우유나 콩으로 만들어진 것이라 하더라도 마찬가지로 신장을 나쁘게 한다.

실제로 우리 클리닉에서도 알부민뇨 수치가 갑자기 오른 환자에게 이야기를 들어 보니 '스포츠클럽에서 추천받은 단백질 보충제를 먹기 시작했다'는 경우가 있었다. 즉시 그만두게 했더니 수치가 다시 원래대로 돌아가서 안심했지만 계속 먹었다면 어땠을까 생각하니 아찔해진다.

건강을 해치는 치명적인 착각
'운동하면 당연히 단백질을 섭취해야지!'

의사들은 학창 시절에 '생화학'이라는 과목을 필수적으로 배운다. 화학식을 다루는 지루한 내용 때문에 많은 의대생이 싫어하는 과목이다. 그런데 나는 생화학을 아주 좋아한다. 지금도《리핀코트의 그림으로 보는 생화학 *Lippincott Illustrated Reviews: Biochemistry*》등의 전문서를 애독한다. 이런 생화학 교과서의 내용을 읽어 보면 흡수가 잘되지 않는 단백질을 섭취할 경우 어떤 위험이 발생하는지 명확하게 알 수 있다. 좀 전문적이기는 하지만 매우 중요하기 때문에 설명한다.

고기나 생선, 두부 등(물론 인공적인 단백질 보충제도 마찬가지지만)을 섭취하면 소화하는 과정에서 단백질은 모두 '아미노산'이라는 물질로 변한다. 이 아미노산은 우리 몸을 구성하는 단백질의 기본 구성 요소가 된다. 우리 몸속의 단백질은 끊임없이 다시 만들어지며 아미노산이 그 재료가 되는 것이다.

그런데 운동을 하든 안 하든 관계없이 근육을 포함한 우리 몸속의 단백질은 끊임없이 만들어지고 있다. 즉, '운동을 하면 단백질을 보충해 주어야 한다'는 말은 잘못된 것이다. 운동 여부와 상관없이 단백질이 만들어진다.

그러면 얼마나 새로 만들어지는 걸까? 하루에 대략 단백질 400g이 파괴되고 400g이 새로 만들어진다. 앞에서 언급했듯이 그 재료는 단백질이 분해된 형태인 아미노산이다.

이쯤에서 당신은 생각할 것이다.

"결국 단백질을 많이 보충하지 않으면 다시 만들어야 하는 아미노산이 부족해지잖아."

그렇지 않다. 만약 보충하지 않아서 단백질이 부족해진다면, 산에서 길을 잃거나 재해를 당해 며칠 동안 변변한 음식을 먹을 수 없게 된 사람은 즉시 목숨을 잃고 말 것이다. 그렇게 되지 않도록 우리 몸은 완벽하게 만들어져 있다.

우리 몸에는 '아미노산 풀 amino acid pool'이라는 시스템이 갖

쳐져 있다. 아미노산을 몸속에 몇 시간 동안 저장해 놓고 사용하는 시스템을 말한다. 구체적으로는 몸의 세포 속, 혈액 속, 세포 밖의 세포외액 등에 약 100g의 아미노산이 항상 저장되어 있다. 이 아미노산 풀은 3개의 생성 경로와 소비 경로에 의해 양이 계속 유지된다.

먼저 아미노산 생성 경로를 살펴보자.

1. 근육 등 체내 단백질이 분해되어 만들어진 아미노산
2. 음식으로 섭취한 단백질이 분해되어 만들어진 아미노산
3. 몸속에서 만들어지는 아미노산

이 중 '1'에 주목해 보자. 단백질이 분해되어 생기는 아미노산은 재사용된다는 뜻이다. 또 '3'과 마찬가지로 아미노산을 스스로 만들어 내는 기능도 갖추고 있다.

다음은 아미노산의 소비 경로다.

1. 몸(근육 포함)의 단백질을 합성한다.
2. 과잉 아미노산을 요소, 질소 등으로 변환시켜 소변으로 배

설한다.

3. 포도당과 지방을 합성한다.

여기서는 '2'가 중요하다. 과잉 아미노산이 있으면 이를 요소, 질소 등으로 변환시켜 소변으로 배설(여과)하는 신장의 기능이 강력하게 요구된다. 이로 인해 신장은 피폐해져서 그 기능이 저하된다. 의학적으로는 '과잉 여과에 따른 신장 기능 장애'가 일어난다.

■ **아미노산 풀(amino acid pool) 개념도**

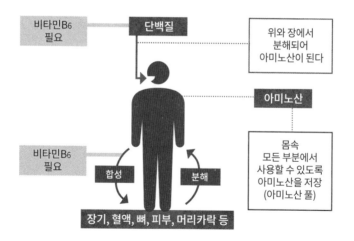

단백질을 너무 많이 섭취하면 여과해야 할 양도 많아지면서 신장이 나빠진다는 것은 1982년에 발표된 저명한 신장병 의사 브레너 David Brenner 교수의 논문에서 확인되었다(The New England Journal of Medicine, 1982;307:652-659). 세계적으로 유명한 신장 교과서《더 키드니 The Kidney》(브레너 편집)에도 분명하게 나와 있다(The Kidney, 2020, 11th edition, Elsevier, pp.650, 1775).

신장병 전문의에게는 상식이고 당연한 말이며, 모든 의사가 신장이 나빠지면 식사할 때 단백질을 줄여야 한다는 것을 알고 있다. 다만, 단백질 보충제가 건강에 오히려 해롭다는 점에 대해서는 많은 의사가 의아해할 사항일 것이다.

아미노산 풀 시스템에 따라 단백질이 부족하지 않은데도 '단백질 보충제'를 대량 섭취해서 오히려 신장의 상태를 악화시키는 것이 현대인이다. 물론 단백질은 중요한 영양소이므로 음식을 통해 필요량을 섭취하는 것은 중요하다. 하지만 단백질은 평소에 먹는 양으로도 충분하다. 만약 부족하다면 단백질 보충제가 아니라 고기나 생선, 콩 등의 식품을 직접 섭취하는 것이 좋다.

운동선수도
단백질 보충제를 섭취하면 안 된다

운동선수나 보디빌더가 단백질 보충제를 섭취하면 효과를 볼 수 있을까. 이것은 오랜 시간에 걸쳐 계속 논의되어 온 문제다.

이제 이 논쟁은 결론이 났다. 1994년에 영국 던디대학교의 연구자가 17쪽에 걸친 연구 보고서를 발표했는데, 이 보고서에서는 단백질 보충제가 부정적임을 분명하게 언급했다(Proceeding of the Nutrition Society, 1994;53:223-240). 이 팀의 실험에서, 남녀 26명의 보디빌더에게 체중 1kg당 1.93g(60kg의 몸무게라면 115.8g)의 고단백식을 매일 섭취하도록 했다. 하지만 근육에는 아무런 좋은 효과가 나타나지 않았다고 한다.

예일대학교 실험에서, 5개월에 걸쳐 운동선수에게 하루에 단백질 섭취량을 55g으로 제한하였더니 근력은 오히려 35%나 증가했다고 한다. 이런 결과들을 보면 '운동할 때 단백질을 보충해야 한다'는 것은 완전한 거짓말이라는 것을 알 수 있다.

단백질 보충제를 판매하고 싶은 업체 측에서는 좀처럼 이와 관련된 데이터를 내놓지 않는다. 그리고 뭔가 알 듯 말 듯 한 이미지 전략과 '몸에 좋을 것이다'라는 식으로 어필한다. 예를 들어 스포츠센터 강사가 "운동을 해서 포도당이 모두 소비되면 에너지가 부족하기 때문에 근육이 사용됩니다. 그래서 단백질 보충이 필요하죠"라며 스포츠센터에서 판매하는 단백질 보충제를 고객에게 권한다는 이야기를 환자들에게 자주 들었다.

그들에게 고의로 거짓말을 할 의도가 없다는 것을 알고 있다. 하지만 생화학적 측면에서 보면 그 이론은 분명히 틀렸다. 포도당(글리코겐 등으로 형태를 바꿔 몸에 저장되어 있는 것을 포함)이 에너지로 모두 소비된 뒤, 그다음으로 사용되는 것은 근육이 아니라 지방이다. 보통 체격의 사람(예를 들면 체중 60kg의 남성)에게는 1개월 정도는 에너지가 부족하지 않을 정도의 지방이 몸에 축적되어 있다.

지방까지 모두 소비했을 때 마지막으로 어쩔 수 없이 근육의 단백질이 에너지로 사용된다. 마지막으로 사용되는 이유는 근육을 만드는 단백질이 부족하게 되면 큰 문제가 되기 때문이다. 그런 일이 일어나지 않도록 우리 몸은 완벽하게 설계되어 있다. 그런데 지방을 다 쓰고 단백질까지 에너지로 사용할 일은 문명 사회에서 있을 리가 없다. 하물며 스포츠클럽에서 운동하는 정도로는 그런 상황이 일어나지 않는다.

중요한 것은 단백질 보충제를 섭취하면 신장에 미치는 문제가 너무 크다는 것이다. 최근에 왜 우후죽순으로 편의점이나 마트, 체육관에서 단백질 보충제를 판매하게 되었는지 알 수 없는 일이다.

한창 일할 연령대가 바쁜 시간을 내서 부지런히 스포츠클럽에 다니는 것은 건강을 유지하기 위해서일 것이다. 건강을 위해 하는 일이 역효과가 나지 않도록 부디 지혜로운 판단을 내리기 바란다.

새로운 시대의
건강 장수 원칙 17개조

건강검진을 믿지 않는다

먼저 확인해 둘 것이 있다. 나는 지금 "건강검진을 받지 마세요"라고 말하려는 것이 아니며, 회사나 각 지역에서 받는 건강검진이 모두 쓸데없는 것도 아니다.

매년 정기적으로 검진을 받으며 혈당치와 혈압, 콜레스테롤 수치 등을 제대로 알고 그 변화를 스스로 파악하는 것은 중요하다. 어쩌면 운 좋게 큰 병의 전조를 미리 알아낼지도 모를 일이기 때문이다.

하지만 암의 조기 발견에 대해서는 별로 기대하지 않는다. 일반적인 건강검진에서 발견할 수 있는 암은 치유가 어려운 수준으로 진행되고 있는 경우가 대부분이다. 특히 만성 신장병인지 알아내겠다고 일반적인 건강검진을 받아 봐야 소용이 없다. 신장 기능의 진단 지표에서 '혈청크레아티닌 수치'가 기재되어 있다면 도움이 되는 게 아니라, 오히려 '이상 없음'으로 적힌 것을 보고 방심하고 있다가 역효과를 볼 수도 있다.

그래서 당신이 우선적으로 이것을 명심해야 한다. 당신의 신장을 보호하기 위해 가장 먼저 해야 할 일 중 하나는, '지금 가지고 있는 건강검진 결과표에서 혈청크레아티닌 수치가 정상이라고 해서 신장에 이상이 없다고 생각하면 안 된다'라고 인식하는 것이다. 모든 것은 바로 이런 인식에서부터 시작된다.

제2조
제대로 발견할 수 있는
검사를 받는다

       일반적인 건강검진이 만성 신장병에 대해 전혀 도움이 되지 않는다면 확실하게 찾을 수 있는 검사를 받을 수밖에 없다. 그것이 지금까지 여러 차례 언급했던 '알부민뇨' 검사다.

옆 페이지의 사진은 우리 병원 대기실에 붙어 있는 포스터다. 벌써 10년 전에 일본의사회에서 소속 회원들에게 보낸 것이다.

"당신의 소중한 신장을 지키기 위해 당뇨병인 분은 지금 바로 소변검사를 받아 알부민 수치를 확인하세요."

하지만 안타깝게도 많은 의사가 아직까지 환자의 알부민뇨 수치를 조사하지 않고 있다. 이런 형편이니 당신의 신장 상태를 제대로 파악하기 위해서는 직접 확인하는 것이 매우 중요하다.

동네 병원이라도 좋으니 "알부민뇨 검사를 받고 싶다"라고 상담해 보기 바란다.

어떤 클리닉에서든 혈액이나 소변검사는 규모가 큰 검사 회사로 보내서 하게 된다. 그래서 동네 병원에서도 이 검사를 받을 수 있다. 다만 이 검사에 대해 모르는 의사가 있기 때문에 "알부민뇨 검사를 받게 해 주세요"라고 요청해야 한다. 특히 고혈압, 당뇨병, 콜레스테롤 고수치 등으로 통원 중인 환자는 만성 신장병이 되기 쉬우므로 1년에 한 번은 꼭 확인해야 한다.

전 세계적으로 공유하고 있는 '신사구체여과율 eGFR' 지표를 아는 것도 중요하다. '혈청크레아티닌 수치만 보고 있으면 만성 신장병은 때를 놓친다'는 사실을 이제서히 이해하고 있는 상황이며, 건강검진에서는 신사구체여과율을 기재하도록 되어 있다. 하지만 아직 제대로 시행되지 못하고 있다.

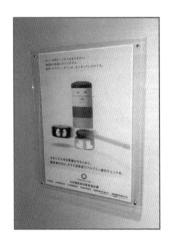

"당신의 소중한 신장을 지키기 위해 당뇨병인 분은 지금 바로 소변검사를 받아 알부민 수치를 확인하세요."

■ 만성 신장병의 단계 분류

	G1	G2	G3a	G3b	G4	G5
eGFR 수치	90 이상	89~60	59~45	44~30	29~15	15 미만
	정상	정상 또는 경도 저하	경도 ~중등도 저하	중등도 ~고도 저하	고도 저하	말기 신부전
신장 기능의 정도						
치료의 목적		생활 개선				
			식사 요법, 약물 요법			
					투석 및 이식 고려	투석 및 이식 시작

자세한 것은 6장에서 설명하겠지만, 신사구체여과율eGFR은 혈청크레아티닌 수치와 연령이나 성별을 특수한 계산식에 적용하여 구할 수 있다. 인터넷에서는 수치만 입력하면 신사구체여과율을 계산해 주는 사이트도 있다(국내에서는 건강검진결과표에 신사구체여과율 수치가 나온다. 대한신장학회 홈페이지→'일반인'→'사구체여과율 계산'을 통해 eGFR을 계산해 볼 수도 있다―편집자주).

신장 기능은 나이가 들수록 확실히 떨어지기 때문에, 같은 혈청크레아티닌 수치라도 나이가 많은 사람일수록 신사구체여과율 수치가 나빠진다. 이 수치가 90(mL/min/1.73㎡) 이상이 바람직하며, 89에서 60이면 신장 기능은 정상 또는 경도 저하에 해당한다. 60 미만이면 만성 신장병으로 진단한다. 30 미만이 되면 4단계이며 신부전 상태(알부민뇨는 3000 이상이며 혈청크레아티닌이 많은 경우 비정상)이다. 또 15 미만이 되면 투석이 필요한 단계다.

혈청크레아티닌 수치에 전혀 이상이 없는 사람도 신사구체여과율을 산출하면 상당히 조기에 신기능 저하를 알 수 있다. 혈청크레아티닌 수치가 올라가는 것은 일반적으로 신사구체여과율이 30 미만의 신부전 상태가 되었을 때다. 알부민뇨 검사와 함께 신사구체여과율을 파악하여 조기 발견·조기 치료를 목표로 해야 한다.

제3조

지식이 없는 의사를 믿지 말라

만약 당신이 '알부민뇨 검사를 받고 싶다'는 뜻을 전했을 때 "그런 것을 검사할 필요는 없다"라는 답을 들었다면, 그 의사는 신장에 관한 지식이 부족한 사람이다.

많은 의사가 너무 바빠서 자신의 전문 영역 이외에는 공부할 여유가 없는 것은 분명하다. 그러나 만성 신장병이 급증한다는 사실은 지금의 의료제도를 뒤흔들 정도로 큰 문제가 되고 있다. 만성 신장병이 '숨겨진 사망 원인'이라고 할 수 있을 정도로 생명과 관련된 질병의 많은 원인을 제공한다는 사실을 생각하면 의사들이 '모른다'고 할 일이 아니다.

'좋은 의사'를 선택하는 것은 두 가지 측면에서 매우 중요하다.

1. 나의 신장 상태를 정확하게 확인하는 검사를 받는다.

2. 만성 신장병에 걸렸을 때 투석을 하지 않도록 치료받는다.

만약 앞에서 소개한 두 가지 검사에서 이상이 나타나(알부민뇨 수치가 30 이상이거나 신사구체여과율이 60 미만) 만성 신장병이 의심된다면 신장내과 의사에게 진료받아야 투석으로 이어질 위험을 막을 수 있다.

지금 당뇨병이나 고혈압으로 통원 중인 환자는 담당 의사에게 '신장병을 고칠 수 있는지 아닌지' 확인할 필요가 있다. '괜찮다'고 말해 준다면 좋겠지만 대답을 확실하게 하지 않는다면 주치의 교체를 고려해야 한다.

당뇨병이나 혈압, 비만 등에 관해서는 의사에게 의지할 뿐만 아니라 셀프 체크하는 습관을 가져야 한다. 체중과 혈압은 물론 지금은 간단하게 혈당치를 자가 측정할 수 있는 기기도 있으므로, 그것들을 활용하여 변화를 체크하고 기록하면 된다. 그러한 기록을 지참하면 의사와 면담할 때도 도움이 된다.

제4조
혈압을 조절한다

지금까지 언급했듯이 고혈압은 만성 신장병의 큰 원인이며, 또 만성 신장병에 걸리면 비정상적인 수준으로 혈압이 올라간다. 신장과 혈압은 떼려야 뗄 수 없는 관계이며 평소 혈압 관리는 반드시 필요하다.

〈고혈압 치료 가이드라인〉 표를 살펴보자. 단순히 '고혈압'으로 진단되는 것은 '진료실 혈압(병원에서 측정했을 때의 혈압)'으로 최고 혈압(수축기 혈압)이 140 이상, 최저 혈압(이완기 혈압)이 90 이상 중 하나이거나 둘 다 해당되었을 때이다.

정상 혈압은 수축기가 120 미만, 이완기가 80 미만이다. 고혈압과 정상 혈압 사이의 경우에는 주의 혈압, 고혈압 전단계로

■ 고혈압 치료 가이드라인

분류	진료실 혈압(mmHg)			가정 혈압(mmHg)		
	수축기 혈압		이완기 혈압	수축기 혈압		이완기 혈압
정상혈압	<120	그리고	<80	<115	그리고	<75
주의혈압	120−129	그리고	<80	115−124	그리고	<75
고혈압 전단계	130−139	그리고/또는	80−89	125−134	그리고/또는	75−84
I도 고혈압	140−159	그리고/또는	90−99	135−144	그리고/또는	85−89
II도 고혈압	160−179	그리고/또는	100−109	145−159	그리고/또는	90−99
III도 고혈압	≧180	그리고/또는	≧110	≧160	그리고/또는	≧100
수축기 단독 고혈압	≧140	그리고	<90	≧135	그리고	<85

출처: 일본고혈압학회, 2019

세분화되어 분류된다. 편안한 상태에서 측정하게 되는 '가정 혈압'의 경우 진료실 혈압에 비해 각각 5 낮게 설정되어 있다.

어쨌든 만성 신장병이나 당뇨병이 있으면 혈압에 대해 엄격하게 생각할 필요가 있다. 만성 신장병의 발병이나 진행을 억제하기 위해서는 진료실 혈압으로 수축기가 130 미만, 이완기가 80 미만, 가정 혈압으로는 수축기가 125 미만, 이완기를 75 미만으로 조절한다는 목표치가 나와 있다.

3장에서도 언급했듯이 고혈압 전단계(최고 혈압이 120~139, 최저

혈압이 80~89)' 수준에서도 만성 신장병의 발병 위험이 높아지는 것을 알 수 있다. 특히 최고 혈압이 발병 위험성과 많이 관련되므로 가정 혈압으로 수축기는 115 미만, 이완기는 75 미만으로 조절해야 한다.

중요한 것은 가끔 측정하는 진료실 혈압이 아니라 매일 측정하는 가정 혈압이다. 한창 일할 나이에는 건강 관리가 중요하므로 가정에서는 필수적으로 혈압을 측정해야 한다. 매일 아침 일어나서 화장실을 다녀온 뒤 식사 전에 편안하게 측정해 보자. 혈압 측정 부위는 오른팔 왼팔 상관없이 어깨에서 팔꿈치에 이르는 상완 부위를 측정하는 것이 정확하다. 손목으로 측정하는 간이 기구는 피하는 것이 좋다.

제5조
혈당치를 조절한다

　　　　　　당뇨병 환자에게 가장 무서운 것이 합병증인 당뇨병성 신증이다. 그래서 이미 당뇨병으로 진단받았다면 혈당치를 조절하는 것 외에도 신장의 상태를 주의 깊게 체크할 필요가 있다.

　무엇보다 당뇨병성 신증이 아직 1~2기에 머물러 있는 경우에는 엄격하게 혈당치를 조절하면 병의 진행을 억제하는 효과가 있으므로, 어떠한 상태에서도 혈당치는 반드시 조절해야 한다. 혈압은 필요에 따라 약을 복용해서라도 목표치를 유지하도록 한다.

　물론 당뇨병에 걸리지 않은 사람도 혈당치를 조절하는 것이 매우 중요하다. 혈당치를 조절함으로써 당뇨병 예방이 가능하고, 당뇨병에 걸리지 않도록 해야 신장을 보호할 수 있기 때문이다.

혈당치는 식사 내용 등에 따라 끊임없이 변하므로 자가 측정을 자주 하는 것이 이상적이다. 다양한 혈당 측정기가 있는데, 스마트폰 애플리케이션과 연동되면 관리가 좀 더 용이하다. '프리스타일 리브레'라는 자가 측정 기기는 스마트폰용 애플리케이션 '프리스타일 리브레링크'가 제공되어 스마트폰으로 측정치를 관리할 수 있어 편리하다. 이 앱을 사용하면 '조금 전에 ○○을 먹었기 때문에 올랐구나'라는 것을 곧바로 알 수 있으므로 혈당치 조절이 쉬워진다(구글플레이스토어나 앱스토어에서

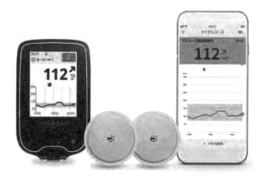

프리스타일 리브레 Reader(왼쪽), 프리스타일 리브레 Sensor(가운데), 프리스타일 리브레 Link(오른쪽)
출처: Abbott Japan 이미지 제공

'FreeStyle LibreLink-KR' 검색하면 한글 버전의 앱을 설치할 수 있다 ─ 편집자주).

건강검진 결과에서는 공복시의 혈당치보다 당화혈색소 수치를 중요시해야 한다. 공복시의 혈당치는 측정일 전날의 식사 내용에 따라 변하지만, 당화혈색소는 최근 1~2개월의 혈당 수치 추이를 나타내므로 당신의 상태를 보다 정확하게 반영한다. 정상치는 의료기관에 따라 다소 차이가 있지만 당뇨병이 아닌 사람은 당화혈색소가 6.0 미만에 해당하면 된다(한국의 국가건강검진에서는 공복혈당만 검사하며, 2차 검진 대상인 경우에 당화혈색소 검사를 시행한다 ─편집자주).

당뇨병 환자가 당뇨병성 신증을 비롯한 다양한 합병증을 막기 위해서는 당화혈색소 수치를 7.0 미만으로 조절해야 한다는 지침이 나와 있다. 다만, 고령자에게 엄격한 혈당치 조절을 요구하면 저혈당이 발생하기 쉽고, 그것이 치매의 원인이 된다. 따라서 75세 이상일 경우 8.0 미만에 해당하면 충분하다는 것이 당뇨병학회의 방침이며, 미국에서도 거의 마찬가지다.

하지만 신종 코로나 바이러스 감염이 전 세계로 퍼진 현재,

그 기준은 약간 재검토해야 한다고 생각한다. 2020년 10월 27
일에 일본당뇨병협회에서 간행한 〈지금, 당뇨병과 함께 살
아가는 사람에게〉라는 회보지에, 2020년《셀 메타볼리즘 *Cell
Metabolism*》31호(pp.1068-1077)에 발표된 중국 관련 보고서가
게재되었다.

　여기에 게재된 신종 코로나 바이러스 감염증 환자의 사망률
이 충격적인데, 당뇨병 환자 중에 '혈당 조절 양호'(평균 당화혈색
소 7.3%)인 사람들의 사망률이 1.1%인 것에 비해, '혈당 조절
불량'(평균 당화혈색소 8.1%)인 사람들의 사망률은 무려 11.0%

■ **신종 코로나 바이러스 감염증 환자 7,337명에 대한 사망률**

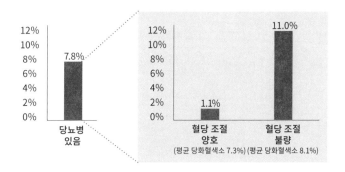

출처: Zhu et al., Cell Metabolism, 2020;31:1068-1077

로 엄청난 차이가 있었다. 혈당치 조절이 잘되지 않고 당화혈색소 수치가 8을 초과하면 신종 코로나 바이러스로 사망할 확률이 10배나 높다.

나는 당화혈색소 수치가 8을 넘어도 '좋다'고 말하는 고령의 환자에게 이 결과를 보여 주며 "최소한 신종 코로나 바이러스 감염증이 가라앉을 때까지 약을 먹고 당화혈색소를 낮추세요"라고 말하고 있다.

중국인의 경우를 그대로 적용할 수는 없을 것이다. 하지만 혈당치 조절이 안 되면 사망률이 높아지는 것은 누구나 마찬가지다. 혈당치 조절이 안 돼서 목숨을 잃는다면 너무 안타까운 일이 아닌가. 세상의 상황이 바뀌면 그에 따라 치료법도 신속하게 바꾸어야 할 것이다.

제6조
체중 관리로 대사증후군을 벗어난다

　3장에서 소개한 그림을 다시 한번 살펴보자.

만성 신장병이 심신증후군을 일으키고, 심지어 목숨과 관련된 온갖 질병으로 이어진다. 만성 신장병을 일으키는 큰 계기가 되는 것이 고혈압증과 당뇨병이다. 고혈압증도 당뇨병도 비만자에게 압도적으로 많이 발생한다. 실제로 남성의 경우 80kg, 여성의 경우 60kg 정도가 되면 고혈압증이나 당뇨병이 갑자기 발생하는 경우가 많다. 비만해지면서 면역 반응의 이상으로 지방세포가 사이토카인(cytokine, 혈액 속에 들어 있는 면역 단백의 하나 ─ 역자주) 등의 물질을 과잉 분비하여 각종 질병에 걸리기 쉬워진다.

　대사증후군은 허리둘레가 여성 85cm, 남성 90cm 이상이며,

또 혈압·혈당·지질 세 가지 중 두 가지 이상이 기준치에서 벗어난 상태를 말한다. 이러한 요소를 많이 가지고 있을수록 만성 신장병의 발병률이 높다.

비만일 경우 투석이 필요한 말기 신부전으로 이어질 확률이 높아서 BMI가 30~34.9일 경우 3.6배, 35~39.9일 경우 6배, 40 이상

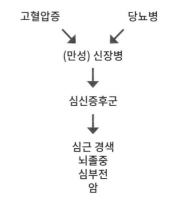

■ 한창 일하는 세대가 빠지는 병의 사슬

고혈압증   당뇨병

(만성) 신장병

심신증후군

심근 경색
뇌졸중
심부전
암

이면 7배로 상승한다. 반대로 체중을 줄이면 고혈압이 개선되어 만성 신장병의 위험도 낮아진다. 게다가 만성 신장병과 관련이 깊은 심장 질환 등도 예방할 수 있다. 이처럼 비만은 단순한 외형의 문제로만 생각할 수 없는 중요한 요소다.

다만 심한 비만인 경우 살을 빼기란 상당히 힘들다. 내 치료 경험으로 볼 때 남성은 100kg, 여성은 80kg을 넘는 경우 상당한 노력이 필요하다. 이들은 대부분 당질 의존증(당질 중독)에 빠져 있어 밥과 빵, 과자 등을 멈출 수 없기 때문이다. 따라서 살 빼는

약(마진돌 Mazindol 성분의 약)을 복용하거나 수술을 해야 할 수도 있다.

실제로 중증 비만자가 많은 미국에서는 위를 축소시키는 '베리아트릭'이라는 수술이 자주 시행된다. 2018년 연구에서는 이 치료를 받으면 만성 신장병의 위험이 50% 이상 경감되며, 이미 신장 기능이 떨어져 있는 사람의 알부민뇨 수치가 개선된다는 보고가 있다.

제7조
염분 섭취량을 줄인다

　　일본인의 소금 섭취량은 한국 다음으로 많아, 1일 평균 남성이 11g, 여성이 10g이다. 그래도 15g 정도 섭취하던 예전에 비하면 줄어들고 있다. 하지만 세계보건기구WHO에서 권장하는 소금 5g(나트륨으로는 2,000mg) 이하와 비교하면 아직 '염분 줄이기' 노력이 필요하다.

　　신장은 체액에 있는 염분의 양을 조절해 준다. 염분을 과다 섭취하면 신장은 혈액 속의 염분 농도를 유지하기 위해 체액량(=수분량)을 늘려 희석시키도록 작동한다. 그러면 혈압이 올라서 신장의 기능이 악화된다.

　　전 세계적으로 이루어지고 있는 다양한 연구를 보면, 1일 소금 섭취량이 6g을 넘으면 고혈압이 되는 반면에, 1일 3g 이하로 섭취시 고혈압이 되는 경우는 드물다. 1일 3g 이하로 소금 섭취량을 4주 이상 제한하면 고혈압인 사람이나 정상치인 사람 모두 혈압이 3.6~5.6배 저하된다는 보고도 있다.

고혈압이 있어도 소금 섭취량을 1일 5.2g으로 30개월간 계속하면 40%의 환자가 혈압 강하제 복용을 중단할 수 있다는 보고도 있다. 이러한 경향은 특히 고령자일수록 강해진다. 또한 식염 감수성이 높은 사람의 경우는 약간의 염분으로도 고혈압에 걸리기 쉽다. 어쨌든 염분량을 줄여야 하는 이유다.

절임류의 식품이나 라면 스프 등을 조심하는 것은 물론, 의외로 간과하기 쉬운 것이 가공식품이다. 편의점 도시락이나 공산품으로 판매하는 반찬, 레토르트 식품 등에는 보존성을 높이기 위한 목적도 있어서 상당한 염분이 포함되어 있다.

일상적으로 이러한 가공식품을 먹고 있다면, 그에 따라서 염분의 과잉 섭취에 빠질 뿐만 아니라, 혀가 마비되어 '짜다'고 느끼지 못하게 된다. 과감하게 싱거운 맛으로 바꾸어서 혀의 감각을 되살려야 한다.

단백질은 평소의 식사에서
충분히 섭취한다

후생노동성에서 권장하는 1일 단백질 섭취량은 남성이 65g, 여성은 50g이다. 남성도 65세 이상이 되면 60g으로 줄어든다. 동양인보다 체격이 훨씬 큰 사람이 많은 서양에서도 60g이 적정하다고 한다.

앞에서 설명했듯이 단백질은 적극적으로 보충할 필요가 없다. 신장을 위해서는 조금 적게 먹는 것이 좋다. 실제로 만성 신장병 치료시 단백질 섭취를 제한한다. 환자의 1일 단백질 섭취량을 체중 1kg 당 0.2g을 줄이면 신장의 기능이 29% 개선된다는 보고가 있다. 즉, 1일 단백질 섭취량에 있어서, 체중 60kg인 사람은 12g, 50kg인 사람은 10g을 줄이면 만성 신장병이 개선될 수 있다는 계산이다.

■ 단백질 10g을 함유한 식품의 예시

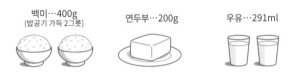

백미…400g
(밥공기 가득 2그릇)

연두부…200g

우유…291ml

삶은 달걀…78g

구운 은연어…40g

식빵…115g

닭가슴살…42g

다진 쇠고기…52g
메밀국수…208g(삶은 것)

연어…48g
요구르트…278g(전지/무당)

파르메산 치즈…23g
유부…100g

출처: 문부과학성 <식품 성분 데이터베이스> 등의 자료 참고

물론 아직 만성 신장병이 아니라면 식사를 통해 섭취하는 단백질에 대해 그다지 신경 쓸 필요는 없다. 고기나 생선은 위에서 소화될 때까지 4~5시간이 필요하다. 그래서 조금 많이 먹어도 급격히 대량의 아미노산이 공급되어 신장에 부담을 주지는 않는다.

파우더나 젤리 형태 등 인공적으로 만들어진 단백질이나 아미노산 보충제는 이야기가 다르다. 위에서 바로 소장으로 이동한 뒤 단번에 흡수되어 혈액 속으로 들어가 버린다. 그러면 과잉 섭취한 아미노산을 요소로 바꾸어 소변으로 배설해야 하므로, 신장은 가혹한 노동을 강요당한다. 그 결과 과잉 여과가 이루어져 신장의 기능이 저하된다.

과일을 주스로 만들어서 섭취하면 혈당치가 급상승하는 이른바 '혈당 스파이크'가 일어나는 것과 마찬가지로, 가공을 많이 한 식품을 자주 섭취하면 건강을 해치게 된다. 그러므로 이런 것은 애초에 섭취하지 않는 편이 좋다.

그래도 도저히 납득할 수 없어서 단백질 보충제 섭취를 끊을 수 없다면, 적어도 1년마다, 가능하면 6개월마다 알부민뇨 수치와 신사구체여과율eGFR을 검사하는 것이 좋다(검사에 대해서는 6장 참조). 그 결과 조금이라도 이상치가 나오면 바로 단백질 보충제를 끊고 신장내과 의사의 진찰을 받아야 한다.

신장병은 자각 증상이 없기 때문에 검사를 받지 않고 있으면 점점 나빠진다. 때를 놓치면 인공투석이 필요한 상태에 처할 우려가 있다.

제9조
AGE를 축적하지 않는다

'AGE'라는 물질은 신장뿐만 아니라 우리의 몸을 철저하게 노화시킨다. 만성 신장병은 물론 암, 심근경색, 당뇨병, 알츠하이머병 등 모든 생활습관병의 원인이 된다.

AGE는 햇볕을 쬐거나 스트레스를 받는 등 여러 가지 이유로 만들어지는데, 특히 음식이 가장 큰 원인이 된다. AGE는 포도당이 단백질과 결합해서 만들어지므로, 당질(탄수화물)을 너무 많이 섭취하면 대량으로 만들어진다.

식품 중에도 존재해서 이것을 고온에서 가열하면 급격히 증가한다. 생선이나 고기, 쌀 등 거의 모든 식품에 AGE가 들어 있지만 가공하지 않은 단계(자연 상태)에는 조금 들어 있다. 이것을 찌거나 삶거나 굽거나 볶거나 튀기는 등 고온으로 가열할수록

AGE가 늘어나는 것이다.

그러므로 똑같은 생선 '도미'를 먹더라도 굽기보다 생선회로 먹는 것을 추천한다. 같은 돼지고기라도 '돈가스'보다는 '수육'이 AGE를 줄일 수 있다. 특히 튀김은 AGE가 훨씬 많이 생성되며 요리 과정에서 기름이 산화되는 것도 걱정이다. 산화된 기름은 건강에 매우 해롭다.

평소에 음식은 최대한 날 것으로 먹는 것이 좋다. 가열하더라도 되도록 고온에서 조리하는 것을 피해야 한다.

제10조
변비를 가볍게 생각하지 않는다

앞에서 몇 가지 역학 연구를 통해 변비가 있는 사람은 그렇지 않은 사람보다 신장의 기능이 빨리 저하되며, 변비 증상이 심할수록 신부전으로 이어질 위험이 높다는 것을 알았다. 변비를 가볍게 생각하지 말고 매일 쾌변할 수 있도록 노력하는 것이 좋다.

장내 환경이 악화되면 대장암의 직접적인 요인이 된다. 대장암은 남녀 모두 급격히 증가하고 있으며, 특히 여성의 경우 부위별 암 사망률 중 1위다. 남성의 경우도 폐암, 위암 다음으로 높은 사망률을 보이고 있다(한국은 2019년 기준 암 사망률 순위에서 대장암 사망률이 남성은 3위, 여성은 2위다 ─편집자주).

그런 의미에서 장내 환경이 매우 중요하다. 변비가 여성에게 많이 나타나는 편이지만, 중년의 연령대가 되면 남성도 변비를 호소하는 사람이 많아진다. 장내 환경이 나이가 들수록 점점 나빠지기 때문이다.

장내 환경을 개선하고 변비를 해소하는 데에는 음식이 매우 중요한 역할을 한다. 채소와 해조류, 버섯 등에 포함된 식이 섬유는 장내 세균의 먹이가 되어 장내 환경을 개선시켜 준다. 일본 후생노동성은 하루에 350g의 채소를 섭취하도록 권장한다. 채소에는 식이섬유는 물론 '파이토케미컬 phytochemical'이라는 강력한 항산화 물질이 함유되어 있어 건강 유지에 크게 기여한다.

하지만 한창 일할 세대 중 하루에 350g의 채소를 먹는 사람은 많지 않을 것이다. 350g이 어느 정도인지 실제로 측정해 보면 알 수 있다. 채소에는 칼륨이 많이 들어 있는데 배설은 신장이 담당한다. 따라서 이미 만성 신장병에 걸려 있는 사람이 칼륨이 많이 함유된 채소를 과다 섭취할 경우 칼륨 배출 능력이 저하되어 있어 고칼륨혈증을 유발하기 쉬우므로 주의해야 한다.

사무직 종사자도 계속 앉아서 일하지 말고, 자주 몸을 움직이고 출퇴근할 때 한 정거장 정도는 걸어가는 등 일상에서 운동량을 늘리는 것이 좋다. 이런 행동이 변비 해소에 도움이 된다. '고작 변비 문제?'라고 생각하지 말고 나름의 해소법을 찾아보기 바란다.

담배는 반드시 끊는다

담배를 피우면 혈액 속에 유독 물질인 니코틴이 녹아들어 간다. 니코틴을 해독하는 것은 신장의 역할이다. 그래서 흡연은 신장에 상당히 큰 부담을 주는 나쁜 습관이다.

담배와 만성 신장병의 관계에 대해서는 전 세계적으로 다양한 연구가 진행되고 있다. 예를 들어 신장의 기능을 반영하고 있는 알부민뇨 수치는 피우고 있는 담배의 개수에 비례해서 악화된다는 보고가 있다. 스웨덴 연구에서는 하루에 20개비 이상의 담배를 40년 이상 피운 사람은 담배를 피우지 않는 사람에 비해 신장병의 위험이 높아진다는 것이 밝혀졌다. 게다가 흡연을 중단해도 같은 위험이 장기간 지속된다.

반면에 금연을 하면 만성 신장병의 진행이 억제되어 투석이 필요한 중증이 되는 것을 막는 효과를 기대할 수 있다는 사실도 밝혀졌다.

종합해 보면, 담배의 해는 금연 후에도 오래 계속되지만 계속 피우는 것보다 바로 끊는 편이 신장에는 훨씬 좋은 영향을 미친다고 할 수 있다.

담배에는 발암성이 있어 동맥경화도 진행시킨다. 만성 신장병을 포함하여 종합적으로 건강을 해치는 가장 큰 원인이라고 할 수 있다. 100세까지 건강하게 살고 싶다면 담배는 지금 당장 끊어야 한다. 대부분의 흡연자는 '금연하고 싶다'고 생각한다. 생각은 하지만 니코틴에 중독되어 실행하지 못하는 것이다.

진심으로 금연하고자 한다면, 금연 외래 진료를 받아 니코틴 중독에서 벗어나기로 적극 행동해야 한다.

제12조
수분을 섭취한다

　　만성 신장병의 중증도는 단계별로 나누어
진다. 그중 3단계 이후가 되면 수분의 과다 섭취가 혈압을 상승
시키고 신장의 기능을 악화시킨다. 하지만 더 경증 단계에 있거
나, 아직 만성 신장병이 되지 않은 경우라면 수분을 적극적으로
섭취해야 한다. 일본신장학회에서는 1일 3리터 이상의 수분 섭
취를 권장한다.

　'신장이 소변을 몸 밖으로 내보내는 역할을 하는데, 물을 그
렇게 많이 섭취해도 괜찮을까?'라고 불안하게 생각할 수도 있
지만 오히려 많이 섭취하는 것이 좋다. 우리는 소변이나 땀으로
하루에 약 2.5리터의 수분을 배출하는데, 그만큼의 수분을 섭취
하지 않으면 오히려 신장 기능을 악화시키기 때문이다.

체내의 수분이 적으면 소변이 잘 배출되지 않아 독소가 몸에 쌓인다. 독소가 쌓이면 그만큼 신장의 부담이 더 커지게 된다. 수분이 부족하면 혈액이 끈적끈적해져서 혈전이 생기기도 쉽다. 변의 수분도 줄어들어서 변비가 생긴다. 앞서 살폈듯 변비는 신장의 기능을 저하시킨다. 그래서 수분 섭취는 굉장히 중요하다.

참고로, 일본신장학회에서 추천하는 '1일 3리터 이상'의 수분 섭취량에는 식사와 차로 섭취하는 수분도 포함된다. 식사나 차를 통해 섭취하는 것이 약 1리터 정도라고 생각하고, 나머지 2리터를 생수로 보충하면 된다.

제13조
적당한 운동을 한다

　예전에는 '신장병에는 안정을 취하는 것이 최고'라고 하여 환자의 운동을 제한했다. 신장병 환자가 건강한 사람도 하기 힘든 운동을 하면 소변에 단백질이 나올 수 있다. 그런 점에서 신장병 환자에게 운동은 금기라고 생각했던 것이다.

　반면 도호쿠대학 대학원의 고즈키 마사히로上月正博 교수는 '적당한 운동을 하면 오히려 단백뇨가 감소되어 신장에 좋다'라는 획기적인 연구 결과를 발표했다. 운동을 해서 단백뇨가 나오는 것은 일시적인 현상이며 장기적으로 보면 신장 기능이 개선된다는 뜻인데, 그 당시의 일본에서는 좀처럼 받아들여지지 않았다.

그런데 조금씩 흐름이 변화되면서 세계 곳곳에서 '만성 신장병 환자는 적당한 운동을 하는 것이 좋다'는 보고가 올라오고 있다.

대만에서 6,000명이 넘는 투석 전 단계의 만성 신장병 환자를 대상으로 10년간 추적 조사를 한 적이 있다. 그 결과, 산책하는 사람들은 하지 않는 사람들에 비해 투석 받게 되는 시기가 평균적으로 2년 늦었고 사망률도 35% 감소했다.

브라질에서도 2013년에 흥미로운 연구를 진행했다. 이 연구에서는 비만 상태이면서 투석 전 단계의 만성 신장병 환자를 2개의 그룹으로 나누고, 한쪽에는 일주일에 3회 30분의 운동을 하도록 했다. 그러자 운동한 그룹은 유의미한 정도로 신장 기능이 개선된 반면, 하지 않은 그룹의 신장 기능은 감소되었다. 따라서 현재는 만성 신장병 환자에게 적당한 운동을 권장하는 것이 세계적인 추세다. 일본도 가이드라인을 재검토하여 만성 신장병 환자의 운동 제한을 해지했다. 2018년에는 당뇨병성 신증 4단계에서도 '운동 가능'으로 지침을 바꾸었다.

만성 신장병 여부와 관계없이 일상생활에서 운동하는 것은

■ 스쿼트 등의 운동 실천하기

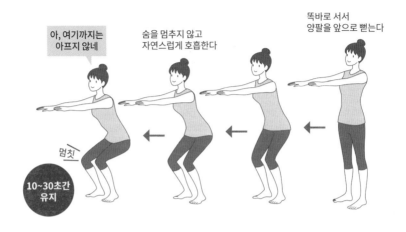

누구에게나 유익하다. 20분 이상의 걷기나 자전거 타기 등의 유산소 운동을 일주일에 3~5회 실시하거나, 스쿼트나 외다리 서기를 틈틈이 해도 좋다. 어쨌든 무리하지 않고 운동을 계속하는 것이 가장 좋은 방법이다.

제14조

몸을 차게 하지 않는다

추운 계절이 되면 혈압이 오른다는 것은 많이 알려져 있다. 추위를 느끼면 교감 신경이 예민하게 반응하여 혈관이 수축하기 때문이다. 혈압이 오르면 신장에 좋지 않다는 것은 지금까지 설명해 왔다.

혈관이 수축하면 혈류가 감소한다. 특히 신장의 혈관은 가늘기 때문에 신선한 혈액이 순환하기 어려워져서 신장의 기능이 약해진다. 따라서 신장을 위해서 몸을 차게 하지 않는 것이 좋다.

겨울철에는 얇은 옷을 피하고 체온을 유지할 수 있도록 따뜻하게 입어야 한다. 추운 옥외에서 장시간 스포츠 관람을 하거나 실외에 있는 시간이 길어질수록 몸속까지 차가워지므로 충분히 따뜻한 차림을 하고 외출한다.

여름철에도 현대 사회에는 몸을 차갑게 하는 요소가 많다. 대표적인 것이 에어컨이다. 열사병은 무섭지만 그렇다고 에어컨을 너무 낮은 온도로 설정해서는 안 되고, 가끔 바깥 공기와 순환시켜 실내의 공기가 너무 서늘해지지 않도록 한다.

차가운 음료수도 주의한다. 앞서 언급했듯이 물 섭취 권장량은 하루 2리터 정도이며, 상온의 미네랄워터가 가장 적당하다.

목욕은 어떨까? 한창 일하는 세대는 문제없겠지만 75세가 넘은 고령자는 겨울철에는 되도록 입욕하지 말고 샤워만으로 끝내는 편이 좋다. 2019년 도쿄소방청 보고에 따르면 욕조에서 발생한 익사 사고가 무려 520건이며, 그 대부분이 고령자라고 한다. 이 중 약 절반이 사망했다.

겨울철에 욕실에서 고령자가 사망하는 것은 차가운 몸이 갑자기 따뜻해져서 뇌졸중이나 심근경색을 일으키는 것이 원인이라고 생각하는 사람이 많을 것이다. 하지만 아니다. 도쿄소방청의 보고를 자세히 살펴보면, 구급대가 도착했을 때 심폐 정지 상태였던 사례의 92%가 욕조 내에서 발생했으며, 71%가 익사였다(2000년도 입욕사고방지 대책조사연구위원회 보고서).

기존에 생각했던 욕실 내에서의 뇌졸중이나 심근경색의 가능성은 대부분의 경우 사실이 아니었다. 익사의 주요 원인은 체온 상승과 저혈압으로 인해 의식 장애가 일어나 욕조에서 나오지 못하고, 결국 체온이 더 올라가면서 열중증(열사병) 상태가 되어 사망한 것으로 추측된다.

서양에서는 입욕보다 대부분 샤워를 하기 때문에 욕실 내에서 사망 사고가 일어나는 일이 거의 없다. 신장을 위해 몸을 차게 하지 않고 따뜻하게 유지하는 것이 중요하지만, 그 방법을 꼭 입욕으로 해결하지 않아도 된다.

제15조
의식적으로 휴식을 챙긴다

　　대만에서 만성 신장병과 수면의 관계에 대해 흥미로운 대규모 연구가 진행되었다. 1996년부터 2014년에 걸쳐 20세 이상의 연령대에서 만성 신장병이 아닌 19만 4,039명을 조사한 결과, 만성 신장병의 발병률은 6~8시간의 수면을 취하는 사람에게서 가장 낮은 것으로 나타났다. 이 결과가 말하는 것은 신장을 소중히 하고 싶다면 수면 시간을 너무 짧지도 길지도 않게 해야 한다는 것이다.

　　수면 시간이 짧으면 충분한 휴식을 취하지 않았다고 볼 수 있다. 또 너무 길면 수면 장애가 생기고 누워 있는 시간에 비해 휴식의 질이 좋지 않을 수 있다.

　　신장은 피곤해도 어지간한 문제가 없는 한 불평하지 않는다.

따라서 내가 먼저 알아서 휴식을 취해야 한다. 그 첫 번째 요소가 바로 수면이다. 한창 일하는 세대는 아무래도 무리하기 쉽다. 일을 통해 결과를 얻기 위해 수면 시간부터 줄여서 대응하려고 한다. 하지만 그런 방법은 최악의 선택사항임을 알아야 한다.

수면으로 피로를 회복하지 않으면, 몸은 만성적인 염증에 노출된다. 만성 염증은 신장병을 비롯한 모든 질병의 원인이 된다. 수면이 부족하면 스트레스도 풀리지 않는다. 스트레스는 혈압을 올리고 혈액 순환을 악화시키므로 이 또한 신장에 부담을 준다.

'쉬는 것도 일의 연장'이라고 생각하고 의식적으로 휴식을 취하도록 하자.

의료 부작용에 주의한다

CT나 MRI와 같은 영상 검사, 심장의 카테터 치료 등에 사용되는 조영제로 인해 '조영제 신증'을 일으키는 경우가 있다. 조영제에는 위험성과 이점이 동시에 있기 때문에 의료기관에서는 환자의 승낙 없이 이를 사용하지 못한다. 반드시 위험성을 설명하고 검사동의서에 환자의 서명을 받도록 의무화되어 있다. 만약 당신에게 만성 신장병이 있거나, 신장이 걱정되면 서명하기 전에 주치의와 상담하기 바란다.

비스테로이드성 소염진통제를 장기간 복용하지 않도록 한다. 기준으로는 최대 7일 이상 복용하지 않아야 한다. 아무래도 장기간에 걸쳐 소염진통제를 복용한다면 아이에게 자주 처방되는 '칼로날'(비스테로이드성 소염진통제와는 다른 계열의 해열진통제로 아세트아미노펜이 있는데, 이것을 주성분으로 한 제품명이다. 한국에서는 아세트아미노펜 단일제제로 '타이레놀'이 대표 제품이다 —편집자주)이나, 비교적 신제품인 '트라마셋정'(아세트아미노펜과 트라아톨 복합제제 —편집자주), '리리카'(프레가발린 단일제제 —편집자주)와 같은 신장 기능을 악화시키지 않는 약을 처방해 딜라고 담당 외시에게 요청하면 된다.

비스테로이드성 소염진통제 성분이 함유된 약을 붙이거나 바르는 제형으로 사용할 경우에는 신장에 해가 되지 않으므로 먹는 약보다 우선하면 좋을 것이다.

그 밖에 고혈압 약에 대한 주의 사항도 4장에서 언급한 내용과 같다.

병을 고치기 위해 필요한 약인데, 그런 약을 '신장을 보호하기 위해 피한다'는 것은 본말이 전도되었다고 할 수도 있다. 하지만 함부로 복용하지 말고 신장에 미치는 영향을 생각하는 자세가 중요하다는 뜻이다.

여러 가지 증상을 호소하며 여러 진료과에서 각각 처방을 받아 많은 양의 약을 복용하는 고령자가 상당히 많은 편이다. 그런 약들도 마지막에는 모두 신장에서 해독해야 한다. 따라서 이런 신체 구조에 대해 알고 민감하게 대처해야 한다.

제17조
과학적으로 생각하며 생활한다

최근 몇 년간 'detoxification(해독)'을 줄여서 '디톡스'라는 말이 일반적으로 사용되고 있다. 디톡스는 미용과 건강에 관심이 많은(그러나 제대로 알지 못하는) 사람들 사이에서 인기가 있다.

하지만 '대개는 굳이 할 필요가 없는 것'이 디톡스다. 지금까지 설명했듯이 해독은 배변이나 땀 배출로 이루어지는 것이 아니다. 노폐물과 독소는 신장의 여과 기능에 의해 소변으로 나오는 것이다.

시중에 넘쳐나는 디톡스 제품이나 서비스의 상당수는 대변과 땀을 '기분 좋게 배출하는' 데 주안점을 두고 있다. 기분 좋게 배출하는 것은 좋은 일이지만 그것으로 해독이 되었다고 생각해서는 안 된다. 예를 들어 '커피 관장'은 관장으로 변을 잘 내보내기는 할 것이다. 하지만 배변과 해독은 전혀 별개의 문제다. 변을 내보냈다고 해서 독까지 내보낼 수 있는 것은 아니다.

땀을 흘리게 하는 디톡스도 마찬가지다. '핫 요가'나 '이온 족욕' 등을 해서 땀을 흘리면 피부가 반들반들 윤기가 난다. 하지만 혈액 속에 쌓인 독소는 모공으로 쉽게 나오지 않는다. 땀과 해독은 다른 문제이기 때문이다.

좀 더 과학적으로 생각하며 살아보자. 업체의 이미지 광고에 휘둘리지 않고 본질을 간파하려면 건강법을 제대로 알아야 한다. 당신이 소중히 여겨야 할 건강을 유지하기 위한 도구는 외부에 있지 않다. 당신의 몸 안에 있는 신장이라는 장기가 가장 중요한 도구다.

조기 발견과
최적의 치료로
반드시 낫는다

CHAPTER 6

생명 유지에 반드시 필요한
신장의 일곱 가지 역할

이 책은 현대인에게 급속히 증가하고 있는 만성 신장병의 위험성을 다루고 있다. 당신도 그 후보군 중 한 명이다. 진실을 알게 된 이상 오늘부터 꼭 예방 생활을 시작해 보기 바란다.

이번 마지막장에서는, 신장을 지키는 '새로운 생활'을 시작함에 있어서 신장에 대한 이해를 한층 더 높이기 위해 신장에 관한 기초 지식을 총정리해 본다.

신장이란 어떤 장기일까? 질문을 받으면 대답이 막히지는 않는가?

콩팥이라고도 불리는 신장은 등 쪽에서 허리보다 조금 위로

■ 신장은 어디에 있을까?

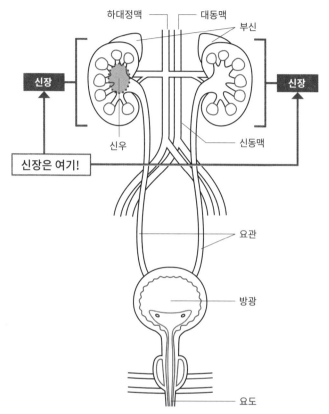

하대정맥   대동맥   부신

신장   신장

신우   신동맥

신장은 여기!

요관

방광

요도

■ 신장의 기능

1 노폐물과 독소를
   소변으로 배출

2 수분 조절

3 전해질 조절

4 몸의 산도 조절

5 혈압 조절

6 칼슘 대사

7 적혈구 생성

좌우에 1개씩 존재한다. 성인 주먹 정도의 크기이며 무게는 한쪽이 약 100~150g이다. 간이 약 1.5kg인 데 비하면 작은 장기라고 할 수 있다. 이토록 작은 신장이 당신의 건강을 유지하기 위해 분투하고 있다.

유독 물질의 해독에 관해서는 신장뿐만 아니라 간도 관여한다. 다만, 간이 해독하는 것은 주로 음식물에 포함된 미량의 지방성 독물이다. 간은 지방성 독물을 처리하여 '글루쿠론산 포합'이라는 수용성 물질로 바꾸어 물에 잘 녹게 한다. 이것을 신장이 여과해서 소변을 통해 체외로 배설한다. 결국 간이 아무리 노력해도 신장이 제 기능을 하지 못하면 독을 체외로 배출할 수 없다.

이외에도 신장은 여러 가지 기능을 하고 있으며, 정리하면 다음과 같다.

1. 노폐물과 독소를 소변으로 배출

우리가 살아 있는 것만으로도 노폐물이 산출된다. 또 시스템 입력 오류도 일어나서 '버려야 하는 것'도 생긴다. 이들을 끊임없이 소변 속으로 배설하는 일을 신장이 수행한다.

2. 수분 조절

우리 몸에는 일정한 수분량이 필요하므로 신장은 수분 섭취량이 많든 적든 체내의 수분량이 일정하게 유지되도록 조절한다.

3. 전해질 조절

체내의 염분 농도, 칼륨과 칼슘 등 미네랄 농도가 일정하도록 조절한다. 예를 들어 편식으로 염분을 많이 섭취했거나 칼슘이 부족한 경우에도 신장이 열심히 균형을 맞춘다.

4. 몸의 산도 조절

우리 몸은 pH 7.4라는 약알칼리성으로 유지되고 있다. 산성이 강한 음식을 많이 먹든 알칼리성이 강한 음식을 많이 먹든 신장이 정확하게 pH 7.4로 조절해 준다.

5. 혈압 조절

혈압은 건강한 사람도 하루 동안 몇 번이나 변한다. 그래도 적정한 범위가 있어서 신장의 작용으로 너무 높지도 너무 낮지도 않은 지점으로 조정된다. 만성 신장병이 진행되어 신장이 제

기능을 못하게 되면 혈압 조절 능력도 떨어지게 된다.

6. 칼슘 대사

뼈의 건강을 위해 칼슘이 필수라는 것은 잘 알려져 있다. 그런데 칼슘만 섭취해서는 안 되며, 칼슘 흡수를 위해서는 활성형 비타민D가 반드시 필요하나. 신장은 비타민D를 활성화하는 기능이 있고, 그로 인해 칼슘을 뼈에 채워 줄 수 있다.

7. 적혈구 생성

혈액 성분 중 하나인 적혈구는 몸 안에 산소를 운반하는 중요한 역할을 담당한다. 이 적혈구를 만들기 위한 조혈 인자 '에리스로포이에틴 Erythropoietin'이라는 호르몬을 신장에서 분비하여 적혈구의 생성을 촉진한다.

3장에서도 설명했듯이 신장은 뇌에서 다양한 명령을 받아 심장과 장 등 주요 기관과 서로 연관하여 생명 유지에 필수적인 역할을 한다.

이토록 중요한 신장을 지키기 위해서 의료의 최전선에서는 어떤 검사와 치료를 하고 있는지, 당신은 무엇을 해야 하는지에 대해 알아보자.

만성 신장병에서 가장 중요한 것은
빨리 알아낸 다음
'더는 진행되지 않게 할 것'

원래 만성으로 진행되는 신장병은 만성 사구체 신염, 당뇨병성 신증, IgA 신증 등 복잡한 병명으로 나누어져 있다. 신장이 나빠진 원인을 명확하게 판단하기는 어렵지만, 치료의 기본 방침 자체는 변함이 없다. 신장병의 구체적 병명을 결정하려면 대부분 위험한 '신생검 renal biopsy'이라는 검사가 필요하다. 신장 조직의 일부를 채취하여 현미경으로 관찰한 후 진단하는 것이다.

하지만 이런 위험을 무릅쓰면서까지 병명을 결정할 필요는 별로 없다. 가령 당뇨병 합병증으로 발생한 것이라 해도, 고혈압이 계기가 되었다고 해도 '신장의 기능을 조금이라도 유지한다'는 치료 목표와 이를 위한 방법은 같기 때문이다.

이러한 현상뿐만 아니라 투석받아야 하는 환자가 급증하는 것에 대해 어떻게든 조치를 취해야 하는 심각한 상황이기도 하므로 '만성 신장병'이라는 질병 개념으로 정리해서 대처하게 되었다. 만성 신장병의 의학적 정의는 다음과 같다.

1. 소변의 이상, 화상 진단, 혈액, 병리로 볼 때 신장 장애의 존재가 분명할 것(단백뇨의 존재, 특히 알부민뇨의 값이 중요)
2. 사구체여과율GFR이 60(mL/min/1.73㎡) 미만일 것
→ 둘 중 하나 또는 양쪽이 3개월 이상 지속될 것

하지만 이런 전문적인 내용은 일반인인 독자들과는 상관없다. "정의에 딱 맞으니 당신은 만성 신장병이군요"라는 말을 듣는다고 해서 해결되는 건 아무것도 없다. 중요한 것은 만성 신장병이 진행되기 전에 자신의 신장 상태를 아는 것이다.

그러기 위해서 가장 좋은 것은 병원에서 알부민뇨 수치에 대한 조사를 받는 것인데, 건강검진 결과표에 기록된 혈청크레아티닌 수치를 이용하여 '신사구체여과율 eGFR'의 대략적인 추

정치를 파악할 수 있다(국가건강검진을 통해 혈청크레아티닌과 신사구

체여과율 수치를 확인할 수 있으며, 국민건강보험공단 홈페이지www.nhis.

or.kr의 건강검진 결과조회를 통해 과거의 검사 결과를 한눈에 확인할 수

있다 —편집자주).

단백뇨 검사가 아닌
'알부민뇨 검사'를 받는다

당신이 받고 있는 건강검진에서도 소변검사는 하고 있을 것이다. 다만 거기서 조사한 것은 소변 속에 '혈액', '단백', '당'이 나오는지 아닌지일 뿐, 중요한 알부민뇨 수치는 아마 측정하지 않을 것이다. 그러면 원래 '알부민'과 '단백'은 어떤 관계일까. 도대체 어떻게 다른 걸까?

알부민도 단백질의 일종이며 간에서 만들어진다. 혈중 단백질의 60~70%를 알부민이 차지하고 있다. 다만, 건강한 사람의 소변에는 거의 들어 있지 않으며, 일본신장학회에서 말하는 정상치는 앞에서 언급한 대로 30mg/gCr 미만이다(검사 기관에 따라 정상치는 조금씩 다를 수 있음).

그런데 신장의 여과 기능이 떨어지면 알부민이 소변으로 흘러나온다. 따라서 소변 중의 알부민 양을 조사함으로써 신장 기능을 정확하게 알 수 있다.

한편 혈액 중에는 알부민 외에 단백도 존재하는데, 단백도 신장 기능이 떨어지면 소변을 통해 나온다. 당신이 건강검진 때 받는 소변검사에는 소변에 포함된 단백의 정도에 따라 아주 대략적으로 신장 장애의 유무를 확인하고 있을 뿐이다. 검사 결과는 누출된 단백의 양에 따라 '-', '±', '+', '++(2+)' 등으로 표시된다.

만약 이 검사로 '소변에 단백이 나온다(+)'라는 지적을 받고 그것이 신장 기능 저하에 따른 것이라면(심한 운동이나 발열에도 소변에 단백이 나오는 경우가 있다), 그때는 이미 알부민뇨 수치가 300을 넘는다. 단백뇨가 양성(+)이 되어 있다면 신장은 상당히 나빠진 상태다.

그래서 단백뇨 검사는 '조기 발견에 적합하다'라고 절대 말할 수 없다. 그래도 혈청크레아티닌 수치에 의존하는 것보다는 낫다. 혈청크레아티닌 결과에 의지하는 것에 비해 단백뇨를 조기에 발견할 수 있기 때문이다.

■ 만성 신장병의 중증도 분류

지표로 하는 소변검사 수치			단백뇨 구분		
			A1	A2	A3
원질환이 당뇨병인 경우, 알부민뇨(mg/일, 또는 mg/gCr) 검사로 단백뇨인지 구분한다			정상	미량 알부민뇨	현성 알부민뇨
			30 미만	30~299	300 이상
원질환이 당뇨병 이외의 경우, 단백뇨(g/일, 혹은 g/gCr) 검사로 단백뇨인지 구분한다			정상 (－)	경도 단백뇨 (±)	고도 단백뇨 (＋～)
			0.15 미만	0.15~0.49	0.50 이상
사구체여과율범주(mL/min/1.73㎡)	G1	정상 또는 높음	≧90		
	G2	정상 또는 경도 감소	60~89		
	G3a	경도~ 중등도 감소	45~59		
	G3b	중등도~ 고도 감소	30~44		
	G4	고도 감소	15~29		
	G5	말기 신부전	<15		

　　　낮은 위험　　　중등도 위험 증가　　　높은 위험　　　매우 높은 위험

출처: 일본신장학회 편, 《증거에 기초를 둔 CKD 진료 가이드라인 2018》

앞에서 언급했듯이 당뇨병 전문의 사이에서는 '알부민뇨 수치 300'은 '포인트 오브 노 리턴'으로, 투석 받기 이전으로 되돌릴 수 없는 지점을 뜻한다.

현재는 이 단계에서도 치료가 가능하다. 하지만 '++(2+)'일 경우, 2년 후에 투석하는 경우도 있다. 소변에 새어 나온 단백을 확인하는 일반적인 소변검사로는 만성 신장병을 조기에 발견하기에는 너무 대략적이어서 별로 도움이 되지 않는다.

'건강검진시의 소변검사에서 단백이 나오지 않았으므로 안심해도 된다'라고 판단하는 것은 경솔한 생각이다. 소변검사로는 '알부민 수치'를 측정하는 것이 가장 좋다.

만약 단백뇨가 양성(+)이라면 즉시 신장 전문의에게 진료를 받고 신장병 치료를 시작하는 것이 중요하다. 이 단계에서 적절한 치료를 받으면 나을 수 있기 때문이다.

신장 상태를 직접 확인할 수 있는
'eGFR 조견표'를 활용한다

신장이 걱정된다면 알부민뇨 검사를 받는 것
이 가장 좋지만, 대략적으로 자신의 신장 기능을 가늠할 수 있는
또 다른 지표로 신사구체여과율 eGFR이 있다. 이것은 건강검진
에서 조사받은 혈청크레아티닌 수치를 알면 본인이 직접 산출할
수 있다. 혈청크레아티닌 수치만으로 판단하는 것은 위험하지만
어떤 계산식에 적용시킴으로써 실태를 쉽게 파악할 수 있다(우리
나라의 국민건강검진 결과에서는 신사구체여과율 수치를 알려 준다. 국민건강
보험공단 홈페이지를 통해 지난 검사 결과를 확인할 수 있다 —편집자주).

신사구체여과율 eGFR(Estimated Glomerular Filtration Rate)은 의
학용어로, 'e'는 '추정'을 뜻한다. 앞서 설명한 만성 신장병의 정의
에 '사구체여과율 GFR이 $60mL/min/1.73m^2$ 미만일 것'이라고 나

와 있다. 즉, 신장의 기능은 '사구체여과율 GFR'로 나타낼 수 있다.

다만, GFR을 정확하게 파악하는 방법으로 '이눌린 제거율 inulin clearance'이라는 매우 귀찮은 검사가 필요하다. 이것은 전문의도 좀처럼 하지 못하는 방법이다. 그래서 더 간단하게 대략적인 상태를 알 수 있는 방법으로 모색된 것이 신사구체여과율 eGFR이다.

남성 **eGFR** = $194 \times Cr^{-1.094} \times$ 나이(세)$^{-0.287}$
여성 **eGFR** = $194 \times Cr^{-1.094} \times$ 나이(세)$^{-0.287} \times 0.739$

eGFR은 말하자면 '추정되는 신장의 기능 정도'를 말한다. 방대하게 집적된 과거의 검사 결과에서 이러한 계산식이 만들어졌다. 구체적으로는 혈청크레아티닌 수치에 나이와 성별의 요소를 곱한 위와 같은 계산식으로 산출된다.

"우와, 도대체 이 숫자가 무슨 뜻이야? 보기만 해도 머리가 지끈지끈하네!"

여기저기서 아우성치는 소리가 들리는 것 같다. 걱정 말라. 이 계산식을 이용하지 않아도 되도록 조견표를 실었다.

각각의 숫자가 어떻게 나오게 되었는지 따위는 전혀 생각할 필요가 없다. 외울 필요도 없다. 앞서 말했듯이 방대하게 집적된 검사 결과에서 전문가가 도출한 숫자이므로 그냥 무시해도 괜찮다.

혈청크레아티닌 수치가 같은 수준이어도 남성에 비해 여성의 eGFR이 낮고, 연령에 따라 차이가 난다는 것을 알 수 있다. 그 정도만 이해하면 충분하다.

다음 페이지에 실린 조견표를 살펴보자. 앞에서 나타낸 까다로운 수식을 기초로 계산된 eGFR을 나열해 보았다. 다만, 혈청크레아티닌 수치가 0.10단위, 나이가 5세 단위로 되어 있기 때문에 가장 가까운 지점에서 판단하면 된다. 두 사람의 예를 들어 함께 생각해 보자.

C는 65세 남성. 혈청크레아티닌 수치는 0.88이다.

D는 58세 여성. 혈청크레아티닌 수치는 0.76이다.

모두 건강검진에서는 '이상 없음'으로 진단이 나왔다. 그러면 어디에 해당될까?

C는 남성용 표의 65세에, 혈청크레아티닌 수치는 0.90에 가장 가깝다. 그러면 eGFR은 대략 65.7이 된다.

■ eGFR 남녀 및 연령별 조견표

남성용 ░░ G1+2 ▓ G3a ▒ G3b ▓ G4 ▓ G5

혈청크레아티닌 (mg/dl)	연령													
	20	25	30	35	40	45	50	55	60	65	70	75	80	85
0.60	143.6	134.7	127.8	122.3	117.7	113.8	110.4	107.4	104.8	102.4	100.2	98.3	96.5	94.8
0.70	121.3	113.8	108.0	103.3	99.4	96.1	93.3	90.7	88.5	86.5	84.7	83.0	81.5	80.1
0.80	104.8	98.3	93.3	89.3	85.9	83.1	80.6	78.4	76.5	74.7	73.2	71.7	70.4	69.2
0.90	92.1	86.4	82.0	78.5	75.5	73.0	70.8	68.9	67.2	65.7	64.3	63.1	61.9	60.8
1.00	82.1	77.0	73.1	69.9	67.3	65.1	63.1	61.4	59.9	58.5	57.3	56.2	55.2	54.2
1.10	74.0	69.4	65.9	63.0	60.6	58.6	56.9	55.3	54.0	52.7	51.6	50.6	49.7	48.8
1.20	67.3	63.1	59.9	57.3	55.1	53.3	51.7	50.3	49.1	48.0	46.9	46.0	45.2	44.4
1.30	61.6	57.8	54.9	52.5	50.5	48.8	47.4	46.1	45.0	43.9	43.0	42.2	41.4	40.7
1.40	56.8	53.3	50.6	48.4	46.6	45.0	43.7	42.5	41.5	40.5	39.7	38.9	38.2	37.5
1.50	52.7	49.4	46.9	44.9	43.2	41.8	40.5	39.4	38.4	37.6	36.8	36.1	35.4	34.8
1.60	49.1	46.1	43.7	41.8	40.2	38.9	37.7	36.7	35.8	35.0	34.3	33.6	33.0	32.4
1.70	46.0	43.1	40.9	39.1	37.7	36.4	35.3	34.4	33.5	32.8	32.1	31.4	30.9	30.3
1.80	43.2	40.5	38.4	36.8	35.4	34.2	33.2	32.3	31.5	30.8	30.1	29.5	29.0	28.5
1.90	40.7	38.2	36.2	34.6	33.3	32.2	31.3	30.4	29.7	29.0	28.4	27.8	27.3	26.9
2.00	38.5	36.1	34.2	32.8	31.5	30.5	29.6	28.8	28.1	27.4	26.8	26.3	25.8	25.4
2.10	36.5	34.2	32.5	31.1	29.9	28.9	28.0	27.3	26.6	26.0	25.5	25.0	24.5	24.1
2.20	34.7	32.5	30.9	29.5	28.4	27.5	26.6	25.9	25.3	24.7	24.2	23.7	23.3	22.9
2.30	33.0	31.0	29.4	28.1	27.1	26.2	25.4	24.7	24.1	23.5	23.0	22.6	22.2	21.8
2.40	31.5	29.6	28.0	26.8	25.8	25.0	24.2	23.6	23.0	22.5	22.0	21.6	21.2	20.8
2.50	30.1	28.3	26.8	25.7	24.7	23.9	23.2	22.5	22.0	21.5	21.0	20.6	20.2	19.9
2.60	28.9	27.1	25.7	24.6	23.7	22.9	22.2	21.6	21.1	20.6	20.2	19.8	19.4	19.1
2.70	27.7	26.0	24.7	23.6	22.7	21.9	21.3	20.7	20.2	19.8	19.3	19.0	18.6	18.3
2.80	26.6	25.0	23.7	22.7	21.8	21.1	20.5	19.9	19.4	19.0	18.6	18.2	17.9	17.6
2.90	25.6	24.0	22.8	21.8	21.0	20.3	19.7	19.2	18.7	18.3	17.9	17.5	17.2	16.9
3.00	24.7	23.2	22.0	21.0	20.2	19.6	19.0	18.5	18.0	17.6	17.2	16.9	16.6	16.3
3.10	23.8	22.3	21.2	20.3	19.5	18.9	18.3	17.8	17.4	17.0	16.6	16.3	16.0	15.7
3.20	23.0	21.6	20.5	19.6	18.9	18.2	17.7	17.2	16.8	16.4	16.1	15.7	15.5	15.2
3.30	22.2	20.9	19.8	18.9	18.2	17.6	17.1	16.6	16.2	15.9	15.5	15.2	14.9	14.7
3.40	21.5	20.2	19.2	18.3	17.6	17.1	16.6	16.1	15.7	15.3	15.0	14.7	14.5	14.2
3.50	20.9	19.6	18.6	17.8	17.1	16.5	16.0	15.6	15.2	14.9	14.6	14.3	14.0	13.8
3.60	20.2	19.0	18.0	17.2	16.6	16.0	15.5	15.1	14.8	14.4	14.1	13.8	13.6	13.3
3.70	19.6	18.4	17.5	16.7	16.1	15.5	15.1	14.7	14.3	14.0	13.7	13.4	13.2	13.0
3.80	19.1	17.9	17.0	16.2	15.6	15.1	14.7	14.3	13.9	13.6	13.3	13.0	12.8	12.6
3.90	18.5	17.4	16.5	15.8	15.2	14.7	14.2	13.9	13.5	13.2	12.9	12.7	12.4	12.2
4.00	18.0	16.9	16.0	15.3	14.8	14.3	13.9	13.5	13.1	12.8	12.6	12.3	12.1	11.9

출처: 일본신장학회편, 《CKD 진료 가이드 2012》, 도쿄의학사

혈청크레아티닌 (mg/dl)	연령													
	20	25	30	35	40	45	50	55	60	65	70	75	80	85
0.60	106.1	99.5	94.5	90.4	87.0	84.1	81.6	79.4	77.4	75.7	74.1	72.6	71.3	70.0
0.70	89.6	84.1	79.8	76.3	73.5	71.0	68.9	67.1	65.4	63.9	62.6	61.3	60.2	59.2
0.80	77.5	72.7	68.9	66.0	63.5	61.4	59.5	57.9	56.5	55.2	54.1	53.0	52.0	51.1
0.90	68.1	63.9	60.6	58.0	55.8	54.0	52.3	50.9	49.7	48.6	47.5	46.6	45.7	45.0
1.00	60.7	56.9	54.0	51.7	49.7	48.1	46.6	45.4	44.3	43.3	42.4	41.5	40.8	40.1
1.10	54.7	51.3	48.7	46.6	44.8	43.3	42.0	40.9	39.9	39.0	38.2	37.4	36.7	36.1
1.20	49.7	46.6	44.2	42.3	40.7	39.4	38.2	37.2	36.3	35.4	34.7	34.0	33.4	32.8
1.30	45.5	42.7	40.5	38.8	37.3	36.1	35.0	34.1	33.2	32.5	31.8	31.2	30.6	30.1
1.40	42.0	39.4	37.4	35.8	34.4	33.3	32.3	31.4	30.6	29.9	29.3	28.7	28.2	27.7
1.50	38.9	36.5	34.7	33.2	31.9	30.9	29.9	29.1	28.4	27.8	27.2	26.6	26.2	25.7
1.60	36.3	34.0	32.3	30.9	29.7	28.8	27.9	27.1	26.5	25.9	25.3	24.8	24.4	24.0
1.70	34.0	31.9	30.2	28.9	27.8	26.9	26.1	25.4	24.8	24.2	23.7	23.2	22.8	22.4
1.80	31.9	29.9	28.4	27.2	26.1	25.3	24.5	23.9	23.3	22.7	22.3	21.8	21.4	21.1
1.90	30.1	28.2	26.8	25.6	24.6	23.8	23.1	22.5	21.9	21.4	21.0	20.6	20.2	19.8
2.00	28.4	26.7	25.3	24.2	23.3	22.5	21.9	21.3	20.7	20.3	19.8	19.5	19.1	18.8
2.10	26.9	25.3	24.0	23.0	22.1	21.4	20.7	20.2	19.7	19.2	18.8	18.4	18.1	17.8
2.20	25.6	24.0	22.8	21.8	21.0	20.3	19.7	19.2	18.7	18.3	17.9	17.5	17.2	16.9
2.30	24.4	22.9	21.7	20.8	20.0	19.3	18.8	18.2	17.8	17.4	17.0	16.7	16.4	16.1
2.40	23.3	21.8	20.7	19.8	19.1	18.5	17.9	17.4	17.0	16.6	16.3	15.9	15.6	15.4
2.50	22.3	20.9	19.8	19.0	18.3	17.6	17.1	16.7	16.2	15.9	15.5	15.2	15.0	14.7
2.60	21.3	20.0	19.0	18.2	17.5	16.9	16.4	16.0	15.6	15.2	14.9	14.6	14.3	14.1
2.70	20.5	19.2	18.2	17.4	16.8	16.2	15.7	15.3	14.9	14.6	14.3	14.0	13.8	13.5
2.80	19.7	18.5	17.5	16.8	16.1	15.6	15.1	14.7	14.4	14.0	13.7	13.5	13.2	13.0
2.90	18.9	17.8	16.9	16.1	15.5	15.0	14.6	14.2	13.8	13.5	13.2	13.0	12.7	12.5
3.00	18.2	17.1	16.2	15.5	15.0	14.5	14.0	13.6	13.3	13.0	12.7	12.5	12.3	12.0
3.10	17.6	16.5	15.7	15.0	14.4	13.9	13.5	13.2	12.8	12.5	12.3	12.0	11.8	11.6
3.20	17.0	15.9	15.1	14.5	13.9	13.5	13.1	12.7	12.4	12.1	11.9	11.6	11.4	11.2
3.30	16.4	15.4	14.6	14.0	13.5	13.0	12.6	12.3	12.0	11.7	11.5	11.2	11.0	10.9
3.40	15.9	14.9	14.2	13.5	13.0	12.6	12.2	11.9	11.6	11.3	11.1	10.9	10.7	10.5
3.50	15.4	14.5	13.7	13.1	12.6	12.2	11.8	11.5	11.2	11.0	10.8	10.5	10.4	10.2
3.60	14.9	14.0	13.3	12.7	12.2	11.8	11.5	11.2	10.9	10.7	10.4	10.2	10.0	9.9
3.70	14.5	13.6	12.9	12.4	11.9	11.5	11.1	10.8	10.6	10.3	10.1	9.9	9.7	9.6
3.80	14.1	13.2	12.5	12.0	11.5	11.2	10.8	10.5	10.3	10.0	9.8	9.6	9.5	9.3
3.90	13.7	12.8	12.2	11.7	11.2	10.8	10.5	10.2	10.0	9.8	9.6	9.4	9.2	9.0
4.00	13.3	12.5	11.9	11.3	10.9	10.6	10.2	10.0	9.7	9.5	9.3	9.1	8.9	8.8

D는 여성용 표에서 60세 열을 따라가 보자. 혈청크레아티닌 수치는 0.70과 0.80의 중간쯤으로 판단하면 된다. 그러면 65.4와 56.5 사이의 값을 취해서 61.0 정도가 된다.

이 조견표에 의지하지 말고, 앞의 계산식으로 산출해 보면 C의 eGFR는 67.3, D의 eGFR은 60.4가 되므로 차이는 별로 없다. 따라서 조견표를 활용하면 대략적인 값을 파악할 수 있다.

그런데 C의 65.7, D의 61.0이라는 수치는 문제없는 걸까. 솔직히 말해서 '아슬아슬'한 수치다.

203쪽에서 살핀 〈만성 신장병의 중증도 분류〉 표와 비교해 보자. 만성 신장병은 6단계로 나뉘는데 eGFR이 90 이상이면 'G1'의 정상(또는 높은 값)에 해당된다. C도 D도 현재는 어쨌든 'G2'에 들어가 있지만, 앞으로 한 단계만 나가면 'G3a'에 들어간다.

eGFR이 59 이하라는 것은, 알부민뇨 수치가 300을 넘어 투석 받을 우려가 높고 상당히 위험한 상태일 가능성이 있다.

이 표에서는 음영이 짙어질수록 신부전이나 심장질환으로 인한 사망률이 높아진다는 것을 보여 준다. eGFR에서 G1와 G2

라는 단계에서, 알부민뇨 수치가 30 미만이면 좋겠지만 각각 악화되면서 사망 위험은 점점 상승한다.

이렇게 eGFR의 단계와 알부민뇨 수치의 양면을 살펴봄으로써 더 정확하게 당신의 상태를 파악할 수 있다. 따라서 평소에 혈청크레아티닌 수치를 바탕으로 eGFR을 체크하고, 동시에 알부민뇨 수치도 검사하는 것이 바람직하다.

(*한국의 경우는 국가건강검진에서 eGFR 수치를 알 수 있다. 이 책에 나온 도표보다 건강검진에서 나온 수치를 참고하면 된다. ─편집자주)

'알부민뇨 검사'가 가능한
클리닉을 선택하자

신장의 상태가 계속 악화되면 마지막에는 인공투석을 받아야 한다. 한 번 투석을 받기 시작하면 죽을 때까지 주 3회, 1회에 5시간 정도의 치료를 계속 받아야 한다. 인공투석은 돈이 너무 많이 드는 치료다. 환자는 신체장애 1급으로 인정되므로 의료비는 국가와 건강보험조합이 부담한다(한국의 경우 만성신장병으로 3개월 이상 지속적으로 투석받는 경우 신장장애 2급, 신장이식을 받으면 신장장애 5급이다. 2급의 경우 진료비의 90%를 국민건강보험공단에서 부담한다 ―편집자주).

어느 대기업의 건강보험조합에서는 투석을 받는 조합원 중 1년간 의료비 지급액이 3,000만 엔을 넘은 사람이 2명 있었다고 한다. 이 기업의 경우에 국한된 것이 아니라 만성 신장병과 이에 따른 투석 환자의 급증으로 인해 많은 건강보험조합이 위기에 처해 있다. 그래서 어떤 금융계 기업의 건강보험조합은 조합원에 대한 알부민뇨 검사를 무료로 시작했다.

검사 대상자가 아침 소변을 시험관처럼 생긴 기구에 직접 채취하여 그것을 검사 기관에 보내면 되므로 그다지 수고스럽지는 않다. 많은 조합원을 대상으로 검사하기 때문에 비용이 들지만, 그로 인해 조기 단계에서 만성 신장병이 발견되면 투석을 시작하기 전에 치료할 수 있다.

조합원에게 좋은 일이 되는 것은 물론, 막대한 투석 비용을 부담하지 않아도 되므로 조합으로서도 좋은 일이다. 상당히 현명한 판단을 했다고 생각한다.

이런 의식이 높은 건강보험조합에 소속되어 있지 않으면, 알부민뇨 검사를 받을 수 없는 것일까? 그렇지 않다. 가까운 병원에서 신청하면 된다.

고혈압 약으로 신장병을
극적으로 개선할 수 있다

　　당뇨병 전문의들은 알부민뇨 수치 300을 '포인트 오브 노 리턴'이라고 하며 투석 받기 이전으로 되돌릴 수 없는 지점이라고 인식해 왔다. 반면에 이제는 좋은 치료법이 있고, 지식이 있는 의사라면 아직 치료할 수 있다. 내 환자의 경우, 알부민뇨 수치가 5,000이고 혈청크레아티닌 수치 4 이하라면 투석을 받지 않게 할 수 있다.

　환자의 신장을 치료하기 위해 내가 처방하는 약은 원래는 고혈압 치료용으로 개발된 것이다. 2008년 '텔미사르탄 Telmisartan'이라는 성분의 혈압약은 당뇨병성 신증 제2기(알부민뇨 수치 300 미만) 환자에게 효과가 있다고 발표되었다. 이 약을 복용하면 신장병 진행이 억제되어 일부 환자 중에는 정상이라고 할 수 있을 정도로 완치된 사례도 있다(Hypertension Research, 2008;31:657-664). 이 연구는 혈압이 정상치인 환자를 대상으로 실시되었고, 혈압을 낮출 뿐만 아니라 이 약 자체가 신장병을 치료하는 효과가 있음을 밝혔다.

고혈압이 만성 신장병의 큰 원인이므로 혈압 관리는 중요하다. 이 약에는 AGE가 신장에 끼치는 해를 억제하는 획기적인 효과가 있다고도 보고되었다(Diabetologia, 2006;49:3094-3099). 앞에서 언급한 것처럼, 만성 신장병이 되면 AGE로 인해 염증이 생긴 신장의 막에 구멍이 뚫려, 소변에 알부민이 새어 나온다.

텔미사르탄은 AGE에 의한 염증 발생 자체를 억제하는 작용을 하며, 더욱이 혈압을 낮추는 효과도 동시에 나타나 만성 신장병에 큰 효과를 발휘한다. 그렇다고 고혈압 약이라고 해서 무엇이든 다 좋은 것은 아니다.

다음의 그래프를 보자. 이것은 일본인을 대상으로 실시된 연구로, 2008년에 발표된 데이터다.

'칼브록'(암로디핀베실산염 Amlodipine Besylate 주성분의 약)과 '아달라트'(니페디핀 Nifedipine 주성분의 약)는 둘 다 고혈압약인데, 칼

■ 칼브록을 복용한 환자의 소변 중 알부민의 수치 변화

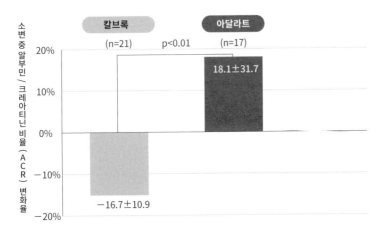

출처: Ogawa S.·Ito S. et al., Hypertension Research 2008;31(6):1147-1155 일부 수정

브록은 알부민뇨 수치를 낮추는 반면, 아달라트는 오히려 알부민뇨 수치를 올린다. 의사는 이러한 점을 충분히 이해한 다음에 사용해야 환자의 신장 기능을 악화시키지 않을 수 있다.

나의 경우, 알부민뇨 수치 300 이하인 환자에게는 '미카르디스'(텔미사르탄 주성분의 약)나 '칼브록'을 처방하고 있다. 그리고 소변 중 알부민 양이 현저히 높은 환자에게는 '알닥톤'(스피로노락톤 Spironolactone 주성분의 약)을 추가한다.

알닥톤은 약 40년 전에 출시된 고혈압약이다. 체내 칼륨 수치를 높이는 부작용이 있기 때문에 '신장이 나쁜 사람은 사용 금지'로 되어 있었다. 별로 좋은 점이 없는 '케케묵은 약'으로 잊히고 있었다. 그런데 2012년경부터 이 약이 알부민뇨 수치를 극적으로 개선한다는 보고가 나왔다. 신장 기능을 악화시키는 게 아니라 오히려 좋게 하는 효과가 있다는 것이다. 신장에서 칼륨 배설을 억제해서 혈압을 낮춰 주는 역할을 한다.

이러한 약을 환자의 상태에 맞춰서 잘 조합해 감으로써 투석을 받지 않아도 된다면, 그것이 바로 신장병 치료 현장에서 바라는 것이다.

투석 직전의 상태에서
'정상치'로 돌아온 환자

　　우리 클리닉에는 당뇨병 합병증이 악화된 환자들이 도와달라며 계속 찾아온다. 그 대부분이 다른 병원에서 당뇨병 치료를 받고 있는데 합병증인 당뇨병성 신증이 진행되는 것을 막지 못한 경우다. 그런 환자 중에서 전형적인 사례를 소개해 본다.

　　2016년 6월, 51세 여성 E씨가 우리 클리닉을 방문했다. E씨는 유명 대학의 직원으로 일하고 있어 그 대학의 부속병원에서 줄곧 당뇨병 치료를 받아 왔다. 그런데 어느 날 담당 의사로부터 이런 말을 들었다고 한다.

　　"신장이 많이 나빠지고 있어서 투석을 고려해야 하는 상태입니다. 마음의 준비를 하세요."

아직 젊은 나이이기도 해서 '투석을 안 받을 수는 없을까'라며 나의 책과 병원 홈페이지를 살펴본 뒤 우리 클리닉에서 진찰을 받았다.

"투석을 받게 되면 지금 하고 있는 일을 계속하기 어려운데요. 방법이 없을까요?"

E씨의 호소는 절실했다. 즉시 검사를 해 보니, 알부민뇨 수치는 이미 2,071이나 되었다. 일본신장학회에서 설정한 정상치가 30 미만인 점, 당뇨병 전문의들의 '포인트 오브 노 리턴'으로 정한 기준이 300이라는 것을 생각하면 2,000을 넘었다는 것은 상당히 심각한 상태였다. 알부민뇨 수치가 대개 6,000이 되면 투석을 해야 하지만, 일반적으로 2,000에서 6,000이 되기까지 1년이 걸리지 않는다. 즉, E씨는 이대로 가면 1년 후에는 투석을 받을 처지였다.

쉬운 일은 아니지만 '아직 치료할 수 있다'고 나는 생각했다.

"이 정도라면 치료할 수는 있어요. 투석을 받지 않게 해 드릴게요. 하지만 일반 치료로는 힘들고 아마 상당히 많은 약을 처방받게 될 겁니다. 특수한 검사도 받아야 하는데, 보험 적용이 안 되는 치료입니다. 돈도 많이 들고 처방받게 될 약도 많은데

저를 믿고 치료를 받으시겠어요?"

나는 물었다. E씨는 "투석을 안 받을 수 있다면 선생님께 맡겨 보겠습니다"라며 약속해 주었다.

다른 병원에서 포기한 경우이며, 게다가 보험 적용이 안 되는 특수 치료를 받으려면 환자와의 신뢰 관계가 필수적이다. 그래서 나는 우선 환자의 약속을 받는 일부터 시작했다.

E씨는 그동안 대학병원에서 인슐린만 처방받았고 신장 치료약은 전혀 받지 않았다. 즉 치료의 주목적을 혈당치 조절에 두고 신장에 대해서는 치료하지 않았던 것이다.

결과적으로 나는 혈압약 네 가지를 처방했다. 그중 하나는 보험에서는 '1정까지'라고 제한했지만 3배나 되는 3정을 처방했다. 왜 이렇게 많은 약을 먹어야 하는 걸까. 이미 설명했듯이 신장의 기능이 악화되어 신성 고혈압이 발병하면 일반적인 고혈압과는 차원이 다른 상태가 되어 혈압이 급상승하기 때문이다.

한편 혈압이 올라갈수록 신장의 기능도 악화된다. 따라서 보험의 제한을 초과한 양을 복용해서라도 혈압을 낮추는 치료가

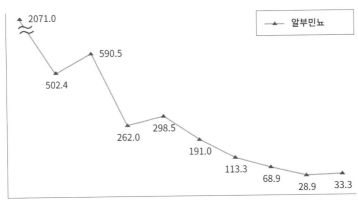

중요하다고 판단했다. 또 고혈압 약 중에서도 신장 기능을 좋게 하는 것도 있고 나쁘게 하는 것도 있기 때문에 신중하게 조합해서 복용해야 한다.

　그 후의 E씨는 어떤 경과를 보였을까? 〈E씨의 알부민뇨 검사 결과〉를 보자. E씨의 알부민뇨 수치는 상당히 좋아지고 있다는 것을 알 수 있다. 최종적으로는 2019년 7월에 17.0으로 정상 수치에 들어가 있는 상태다.

　2,000이 넘은 알부민뇨 수치가 6,000이 될 때까지 1년이 걸

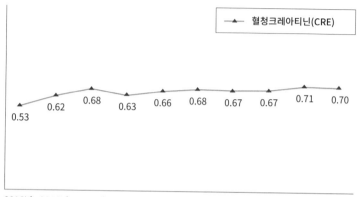

혈청크레아티닌(CRE)

0.53   0.62   0.68   0.63   0.66   0.68   0.67   0.67   0.71   0.70

2016년 2016년 2016년 2016년 2016년 2017년 2017년 2017년 2017년 2017년
06/21 08/04 09/09 10/14 11/18 01/06 03/03 04/17 06/05 08/31

리므로 E씨는 2017년에는 투석을 받았어야 한다. 하지만 지금
은 투석 받을 걱정 없이 건강하게 일하고 있다.

여기서 E씨의 그래프를 하나 더 살펴보자. 〈E씨의 혈청크레
아티닌 검사 결과〉 표는 같은 기간의 혈청크레아티닌 수치의
추이다. 이것은 내원했을 때부터 계속해서 정상 수치 내에 들어
가 있음을 나타낸다.

E씨의 사례가 증명하듯이, 대부분의 경우 알부민뇨 수치가
3,000을 넘지 않는 한 혈청크레아티닌 수치에는 별다른 이상이

나타나지 않는다. 혈청크레아티닌 수치만으로 판단하는 것이 얼마나 위험한지를 알 수 있다. 이러한 사례를 직접 볼 때 환자 스스로 행동으로 옮기는 것이 매우 중요함을 새삼 깨달았다.

"그 의사가 가르쳐 주지 않았어."

"그 병원에서 검사해 주지 않았어."

이런 식으로 원망해 봤자 당신의 몸은 건강했던 때로 돌아가지 않는다.

부디 올바른 지식을 가지고, 자신과 소중한 가족을 위해 신장 기능을 지키기 위한 최선의 행동을 직접 보이는 당신이 되기를 바란다.

최강의 해독법

1판 1쇄 2021년 10월 15일 발행

지은이 · 마키타 젠지
옮긴이 · 박유미
펴낸이 · 김정주
펴낸곳 · ㈜대성 Korea.com
본부장 · 김은경
기획편집 · 이향숙, 김현경
디자인 · 문 용
영업마케팅 · 조남웅
경영지원 · 공유정, 신순영

등록 · 제300-2003-82호
주소 · 서울시 용산구 후암로 57길 57 (동자동) ㈜대성
대표전화 · (02) 6959-3140　|　팩스 · (02) 6959-3144
홈페이지 · www.daesungbook.com　|　전자우편 · daesungbooks@korea.com

ISBN 979-11-90488-29-7 (03510)
이 책의 가격은 뒤표지에 있습니다.